AF561913

DE
LA SOBRIÉTÉ
ET DE
SES AVANTAGES,
OU
LE VRAI MOYEN DE SE conserver dans une santé parfaite jusqu'à l'âge le plus avancé.

TRADUCTION NOUVELLE de LESSIUS *&* *de* CORNARO,

Avec des Notes;

Par Mr. D. L. B.

Prix, 1 l. 16 s. broché, 2 l. 8 s. relié.

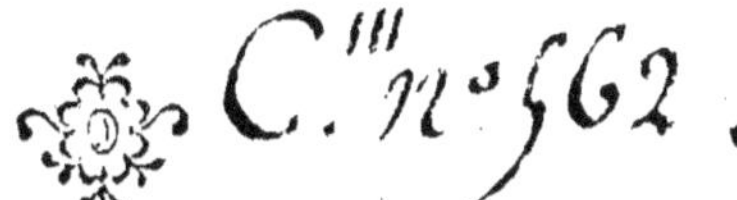

A PARIS,
Chez EDME, Libraire, rue Saint-Jean-de-Beauvais, vis-à-vis le Collége de Lizieux.

M. DCC. LXXII.

Avec Approbation & Privilége du Roi.

AVERTISSEMENT.

COMME les goûts dépendent de la disposition des esprits, & que les esprits ne sont pas moins différens les uns des autres que les visages, il n'est pas surprenant qu'il se trouve parmi les hommes une si grande diversité de sentimens, & qu'une partie du monde condamne ce que l'autre approuve: mais ce qu'il n'est pas si aisé de comprendre, c'est que les hommes s'accordent tous si peu sur ce qui regarde leurs véritables intérêts.

Il est constant qu'après le salut, à quoi rien de ce qui passe n'est comparable, l'un des plus grands biens de cette vie, c'est la santé, si on la rapporte à la fin à quoi tout doit être rapporté. Nous sommes tous créés pour Dieu; il doit donc être le centre où se terminent toutes nos pensées, tous nos desirs, toutes nos actions, & ces actions ſuppoſent la vie. Mais ſi cette vie elle-même n'eſt que languiſſante, toutes nos actions, qui en dépendent, ne ſeront que langueur, & nous ne pourrons ſervir Dieu que d'une maniere bien imparfaite; ſans compter que c'eſt toujours un aſſez grand mal de ne pas ménager la ſanté, qui nonobſtant le mauvais uſage que l'on en peut faire, ne laiſſe pas d'être un bien en elle-même. Dût-on cependant l'avoir perdu, même par ſa propre faute, le mal n'eſt pas irréparable. La vie ſobre eſt ſans doute la plus ſûre voie pour la réparer. Il ne s'agit plus que de ſavoir en quoi préciſément elle conſiſte.

On ne peut diſconvenir que ce ne ſoit principalement dans l'uſage modéré d'une nourriture convenable, & priſe dans les tems qui conviennent.

On n'entreprendra point, dans cet Avertiſſement, de traiter cette matiere d'avance; on pourra s'en inſtruire plus à fond par la lecture de ces deux Traités. Le premier est de Lessius, & l'autre de Cornaro : en voici l'origine.

Cornaro étoit d'une des premieres Maisons de Venise. Dès l'âge de trente-cinq ans, il fut condamné des médecins sur son mauvais tempérament, & sur tout ce qu'une vie des plus intempérantes avoit pu y ajouter. Le parti qu'il crut devoir suivre alors, fut précisément le contraire de celui qu'il avoit suivi jusques-là ; & il ne fut pas long-tems à s'appercevoir, par sa propre expérience, que c'étoit le meilleur. Aussi le suivit-il depuis ce moment-là jusqu'à la fin de sa vie, & il vécut plus de cent ans.

Il crut même que ce seroit rendre au public un service qui pourroit n'être pas peu considérable, que d'écrire ce régime, & les avantages qu'il y avoit trouvés, & il l'écrivit en Italien, qui étoit sa langue naturelle. Ce n'est pas qu'il prétende faire de ce régime particulier une regle générale, comme il le dit lui-même; mais il ne laisse pas d'être propre à tout le monde, sinon selon la lettre, du moins selon l'esprit, qui consiste, comme on l'a déjà dit, à ne prendre de nourriture que ce qui est nécessaire, & dans les tems convenables.

Cet écrit tomba quelque tems après entre les mains de Lessius, dont le nom est connu. Comme il se trouvoit à peu près dans la même disposition que Cornaro, il voulut essayer le même régime: il s'en trouva si bien qu'il le continua le reste de ses jours; & il les prolongea même par ce moyen, jusqu'à l'âge le plus avancé. Ensuite il traduisit cet écrit en Latin, pour le rendre intelligible dans toutes sortes de pays. Il fit même un autre traité sur le même sujet, comme pour servir de préface à celui de Cornaro.

Il y a près de quatre-vingts ans qu'ils furent traduits en notre langue; & l'on peut dire, à la louange du traducteur, que pour un tems aussi reculé, on ne pouvoit guere mieux écrire. A la réserve de quelques termes qui ne sont plus d'usage, cette traduction, toute ancienne qu'elle est, pourroit encore passer.

L'auteur de celle-ci n'a su qu'après l'avoir achevée, qu'il y en eût une plus ancienne ; mais la sincérité ne lui permet point de ne pas avouer que quand même il l'auroit su, avant de l'entreprendre, cela n'eût pas empêché qu'il ne l'eût entreprise. Cette ancienne traduction ne se trouvoit presque plus. L'Ouvrage méritoit d'ailleurs une nouvelle forme qui en reveillât le le goût, & plusieurs personnes souhaitoient cette forme nouvelle.

Quoiqu'il y ait plus de quarante ans que cette traduction est achevée, quelques raisons particulieres en ont retardé l'impression jusqu'ici. Quelques mois avant que l'on l'imprimât, il en parut une, non de Lessius, mais seulement de Cornaro, que bien des gens ont attribuée à l'auteur de celle-ci, ſur ce qu'ils l'attendoient depuis long-tems. Mais de crainte d'abuſer de l'honneur que lui pourroit faire une telle mépriſe, il a mis à cet ouvrage, quoique contre ſa coutume, les premieres lettres de ſon nom.

A l'égard de ces Traités en eux-mêmes, bien des gens les prendront d'abord pour des livres de médecine; & s'ils n'ont point de goût pour les ouvrages de ce genre, ils ſe diſpenſeront volontiers de les lire.

On peut conſidérer cet art par ſes deux motifs principaux, l'un de prévenir les maladies, & l'autre de les guérir. Si ce qui n'apprendroit aux hommes que le moyen de ſe guérir des maux qui alterent la ſanté, mériteroit par cet objet ſeul toute leur attention, ce qui leur apprend le moyen de conſerver un bien ſi précieux, & même de le recouvrer s'ils l'ont perdu, la mérite-

mérite-t-il moins ? C'eſt là l'unique rapport que ces Traités aient à la médecine.

Il eſt bon de prévenir ceux qui prendront la peine de les lire, ſur ce que les principes n'en ſont pas conformes à d'autres que l'on ne peut nommer nouveaux, que parce qu'ils ſont nouvellement découverts. On a tâché de remédier par quelques notes à cet inconvénient, qui n'empêche pas que d'ailleurs on ne puiſſe regarder cet ouvrage comme quelque choſe de bon.

Il ne s'agit plus que de prévenir une objection en un ſens toute des mieux fondées : c'eſt que tout bien conſidéré, une des fins principales de ces Traités eſt de vivre long-tems, auſſi bien que ſainement. Et comme la perfection du Chrétien eſt de gémir inceſſamment de la longueur de ſon exil, & de ſoupirer ſans ceſſe après un plus heureux ſéjour, le deſir d'une longue vie ne paroît guere s'accorder avec une disposition si pure & si parfaite.

Il faut convenir, en effet, qu'il seroit bien indigne d'un véritable Chrétien, de ne vivre sobrement que pour vivre long-tems. Si la longue vie est une suite, & presque nécessaire, de la sobriété, la vie sobre doit avoir une fin plus digne d'elle. On doit vivre sobrement, non pour prolonger seulement ses jours, mais pour vivre à jamais, & d'une vie qui n'est pas moins que celle de Dieu même.

TABLE

DES CHAPITRES

Contenus dans le Traité de la Sobriété de Lessius.

CHAPITRE PREMIER.

Fin de la Table des Chapitres.

DE

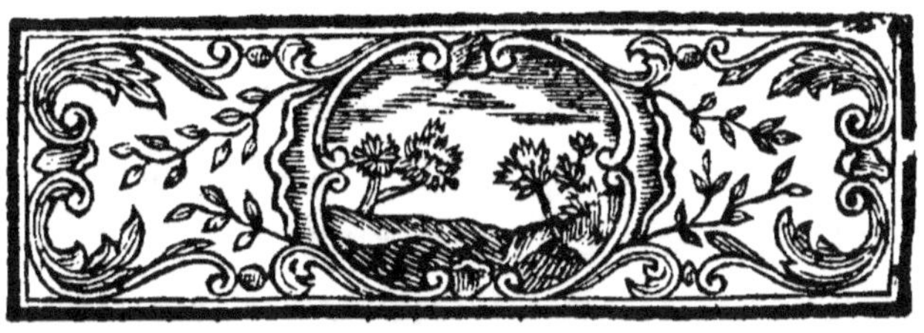

DE
LA SOBRIÉTÉ,
ET DE
SES AVANTAGES.

CHAPITRE I.

Ce qui a donné occasion à ce Traité, & quel en est le but.

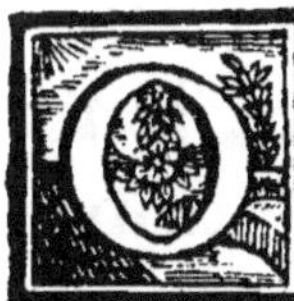N a fait jusqu'ici de sçavans & d'amples écrits des moyens de se conserver dans une santé parfaite. Mais ils sont remplis de tant d'Ordonnances : ils exi-

gent tant de précautions ſur le boire & ſur le manger, ſur l'air, le ſommeil, les exercices, les ſaiſons : ils preſcrivent tant de ſortes de remédes, que pour obſerver toutes ces choſes, il ne faut pas moins que des ſoins continuels. Une telle ſujétion eſt ſans doute un véritable eſclavage. D'ailleurs, on ne va preſque jamais à la cauſe principale des maux ; comment ces remédes pourroient-ils avoir quelque effet ? Les hommes veulent manger à leur aiſe de tout ce qui eſt le plus de leur goût, ſans nulle autre meſure que leur appétit, ſans nulle autre regle que leur ſenſualité. Duſſent-ils donc ſuivre ces ordonnances & ces obſervations, elles ne leur ſeroient d'aucun uſage. La plûpart des hommes abandonnent tout & même leur ſanté à ce qu'ils nomment le hazard. * Ils ſe fondent ſur ce proverbe trivial : *Qui vit médicinalement, vit miſérablement.* Ils regardent comme une miſere de ne pouvoir manger avec excès de tout ce que les autres mangent ; de n'oſer jamais ſuivre leur appétit entiérement. Ils mangent donc des deux & trois fois le jour de toutes ſortes de choſes, & ſouvent même par de-là leur appétit. Après de tels repas ils s'appliquent quelques heures à des occupations où l'eſprit a plus de part que le

* Mais ce prétendu hazard n'eſt pas moins qu'une diſpoſition d'événemens réglés de toute éternité par la Providence de Dieu, & qui n'arrivent que dans les tems marqués par cette même Providence.

corps ; * & ils ne s'aviſent jamais de ſe purger en de certains tems, à moins que quelque incommodité preſſante ne les y oblige. Ils ſe croyent dans la meilleure diſpoſition du monde, tant qu'ils ne ſentent aucun mal. Ils ne laiſſent pas de ſe remplir peu à peu d'humeurs & de crudités dangereuſes qui s'accroiſſent avec le tems, ſe corrompent & en deviennent plus malignes. A la plus légere occaſion de chaleur, ou de froid, ou de vent, ou de promenade, ou de quelque autre exercice, ou de quelque ſorte d'excès, ou d'incommodité que ce puiſſe être, ces

* Rien n'eſt plus capable d'empêcher la digeſtion des alimens, que le travail de l'eſprit. Cette application détourne une partie des eſprits qui ſervent à cette digeſtion.

crudités & ces humeurs s'enflamment & cauſent des maladies mortelles.

J'ai vu mourir par-là pluſieurs perſonnes Illuſtres à la fleur même de leur âge, & qui auroient pu vivre long-tems très-utiles au Public par leur érudition, ou par des actions auſſi glorieuſes pour eux-mêmes, qu'avantageuſes aux autres, & mériter pour le Ciel une bien plus glorieuſe couronne, s'ils euſſent eu plus de ſoin de ménager leur ſanté. Combien y en a-t-il, & dans le Cloître & dans le Siecle, qui ſouvent ne ſont incapables par leur mauvaiſe ſanté, de s'appliquer à l'étude, & aux autres fonctions de l'eſprit, comme ils le ſouhaiteroient eux-mêmes, & comme le demanderoit l'état où ils ſont appellés, que faute de ſçavoir l'utilité d'un bon régime.

C'eſt ce que j'ai remarqué depuis pluſieurs années en divers lieux, & ce qui m'a fait penſer que ce ſeroit rendre au Public un ſervice qui pourroit n'être pas peu conſidérable que de propoſer aux hommes le moyen de ſe conſerver toujours dans une ſanté parfaite. J'en ai fait l'expérience moi-même. De ſçavans Médecins ne jugeoient pas que je puſſe encore vivre plus de deux ans. Je me preſcrivis un régime qui me guérit de pluſieurs maux, & qui me rendit la ſanté. Je me ſuis encore rendu par-là capable de choſes qui n'ont point de rapport aux ſens. Quelques autres pe notre compagnie & d'ailleurs se conservent depuis très-long-tems par le même régime dans une entiere vigueur d'esprit & de corps. On en a vu beaucoup d'exemples dans des Saints & des Philosophes des siecles passés. Ce régime de vie consiste principalement dans une certaine mesure de boire & de manger qui loin de surcharger, d'affoiblir & d'altérer notre tempéramment, y soit si propre & si proportionnée, qu'elle ne fasse au contraire qu'en réparer les forces & les augmenter.

Dans le tems que je pensois à faire ce Traité, il me tomba entre les mains un écrit sur la vie sobre, composé en Italien par un homme de qualité de Venise, nommé Louis Cornaro. C'étoit un homme d'une grande réputation, qui avoit beaucoup de bien, & encore plus d'esprit, & qui étoit marié. Il rapporte avec tout l'agrément possible le régime qu'il s'étoit prescrit : il en fait voir les avantages, & les prouve très-clairement par une longue expérience. Je lus ce petit écrit avec beaucoup de plaisir, & le crus très-digne d'être traduit. Je le traduisis donc, & ce fut en latin, pour le rendre intelligible dans toutes sortes de pays; & comme pour y servir de Préface, je crus y devoir mettre à la tête ce petit Traité.

Quoique je fasse profession de Théologie, & non de Médecine, ce Traité ne doit point paroître étranger à mon ministere. D'ailleurs, j'avois autrefois quelque teinture de la théorie de la Médecine ; & cet Art n'eſt point éloigné de l'emploi d'un Théologien. Il ne s'agit pas ici de moins que de la Tempérance, cette vertu ſi belle : que de faire voir en quoi elle conſiſte : quel en eſt le juſte milieu : quelle eſt la meſure préciſe de ſon objet : comment on peut la trouver : quels ſont enfin les avantages de cette vertu. Toutes ces vues ne ſont donc point tellement du reſſort de la Médecine, qu'elles n'appartiennent encore en quelque maniere à la Théologie, & à la Philoſophie morale. La fin que j'y ai principalement en vue eſt très-digne d'un Théologien. C'eſt de donner lieu à quantité de perſonnes de piété, ſoit dans le Cloître ou dans le Monde, de ſervir long-tems le Seigneur avec plus de facilité, de joie, de ferveur, & même de plaiſir, mais d'un genre tout ſpirituel, & de mériter par-là pour toute l'Eternité une bien plus grande gloire. Il eſt incroyable avec combien de liberté & de conſolation intérieure ceux qui menent une vie ſobre ſont appliqués à la priere, à la célébration du ſaint Sacrifice de nos Autels, à la lecture & à la méditation de l'Ecriture ſainte, quelque peu éclairés qu'ils puiſſent être d'ailleurs ſur ces ſortes de choſes. * Tel eſt mon principal mo-

* La raiſon en eſt naturelle. C'eſt que l'excès de nourriture envoie à la tête quantité de fumées qui offuſquent le cerveau, qui eſt comme le ſiege de l'ame, & par conſéquent ſont un obſtacle à ſes opérations.

tif dans ce Traité, & ce que j'y recherche le plus. De quelle conſéquence encore ne peut-il point être à d'autres pour le progrès de leurs études, & pour le ſuccès de leurs autres affaires, à quoi l'eſprit & le génie ont le plus de part. Nous eſſayerons dans la ſuite de cet écrit de mettre en un plus grand jour toutes ces choſes & leurs avantages. De quelque maniere donc que l'on conſidere ce Traité, on n'y trouvera rien qui ne convienne avec l'emploi d'un Théologien. Telles ſont encore une fois les vues que je me ſuis propoſées dans ce petit Ouvrage.

CHAPITRE II.

Ce que c'eſt que la vie ſobre, & quelle eſt la meſure convenable du boire & du manger.

POUR entrer en matiere, nous dirons ce que l'on entend ici par *vie ſobre* : comment on peut déterminer la juſte meſure de ſon objet : quels ſont les fruits qu'on peut en recueillir.

Nous entendons ici par les termes de *vie ſobre*, un uſage modéré du boire & du manger, ſelon le tempérament du corps, & ſa diſpoſition actuelle, par rapport même aux fonctions de l'eſprit. Nous nommons encore *Vie ſobre*, *une vie d'ordre*, *de régle & de tempérance* : & nous ne prétendons par ces différens termes faire entendre que la même choſe.

Mais il ne faut pas laiſſer d'éviter avec ſoin toute autre ſorte d'excès, comme de chaleur, de froid, de travail, &c. qui altérent la ſanté, & qui ſont un obſtacle aux fonctions ſpirituelles.

Cette meſure doit être différente ſelon la différence de l'âge, de la complexion, de l'humeur qui domine, & ſelon que l'on eſt d'une bonne ou d'une mauvaiſe ſanté. Comme les eſtomacs n'ont pas tous la même capacité, on doit y proportionner les alimens. Cette proportion conſiſte dans une telle meſure, qu'elle ſuffiſe pour nourrir le corps, & que la digeſtion ne s'en faſſe pas moins parfaitement, dans les occupations du corps ou de l'eſprit à quoi chacun peut être deſtiné.

Je dis dans les occupations de l'eſprit & du corps, les unes demandant bien moins de nour riture que les autres. Les premieres ſont un obſtacle à la prompte digeſtion: dans le tems qu'elles détournent les puiſſances de l'ame, elles ſuſpendent en quelque maniere les puiſſances inférieures. Nous l'éprouvons toutes les fois qu'une forte attention à l'étude ou à la priere nous empêche d'entendre l'horloge, ou de voir ce qui eſt devant nos yeux. Souvent donc il faut la moitié moins de nourriture dans les exercices de l'esprit, qu'en ceux du corps, de quelque âge & de quelque tempérament que l'on puisse être.

Toute la difficulté consiste à trouver cette mesure précise. C'est aussi ce que marque saint Augustin dans son livre contre Julien. « Quand, dit-il, nous » venons à goûter cette espece Ch. 14.
» de plaisir, nécessairement at-
» taché à l'usage des viandes
» qui servent à réparer les for-
» ces de notre corps & à le
» nourrir, qui pourroit expri-
» mer comment ce plaisir que
» nous y trouvons, principale-
» ment lorsqu'on nous sert des
» mets capables de l'exciter,
» ne nous permet pas de sentir
» jusqu'où va le simple besoin,
» & nous en cache tellement les
» salutaires bornes, qu'il ne

» manque presque jamais de » nous les faire passer. Quoi- » que la nature ait alors ce qui » lui suffit, nous nous imagi- » nons que ce qu'elle a ne lui » suffit pas : & nous croyons » faire pour la santé ce que la » sensualité seule nous fait faire. » Le plaisir que nous goûtons » nécessairement, nous fait » ignorer où finit le simple né- » cessaire. » Nous parlerons donc dans le second article, & de cette mesure, & des moyens de la trouver.

Mais au moins, diront quelques-uns, il n'est pas besoin que ceux qui sont dans des Monasteres prennent soin de se prescrire là-dessus aucune mesure; leurs Supérieurs l'ont fait avec prudence & discrétion : ils ont déterminé, selon la diffé-

différence des tems, une certaine quantité de viande, d'œufs, de poiſſons, de légumes, de ris, de beurre; de fromage, de fruits, de biere ou de vin. Nous pouvons donc, diront-ils, prendre de toutes ces choſes en aſſurance, & ſans craindre d'y paſſer les bornes d'une juſte meſure. Ces ſortes de perſonnes ne croyent pas que les catharres, les rhumes, les maux de tête & d'eſtomac, les fievres & les autres maladies dont ils ſont ſouvent tourmentés, viennent d'excès dans le boire ou dans le manger. Ils les attribuent aux vents, à la malignité de l'air, à des veilles, à des excès de travail, ou à de ſemblables cauſes étrangeres. Il eſt évident qu'ils ſe trompent; la même quantité de nourriture ne ſçauroit être également proportionnée à tant de tempéramens ſi différens. Ce qui peut n'être préciſément que ce qu'il faut à telle perſonne jeune & robuſte, peut être deux ou trois fois plus qu'il ne faudroit à telle autre qui a plus d'âge & moins de force. C'eſt ce qu'après Ariſtote enſeigne ſi bien S. Thomas, & qui eſt aſſez clair de ſoi-même. Si les Supérieurs de Monaſteres ont cru devoir ordonner une telle quantité de nourriture, c'étoit ſeulement afin qn'elle pût convenir même aux plus robuſtes, mais que les autres n'en priſſent que ce qu'il leur en faudroit; & que par rapport à ce qu'ils laiſſeroient, ils puſſent avoir le mérite de la tempérance. Il n'eſt

Secon- de queſ 14. art. 6.

pas difficile d'en suivre les régles tant que l'on n'a point occasion de ne les pas suivre : mais d'être tempérant, quand on pourroit ne le pas être, & de réprimer l'intempérance dans l'usage des choses les plus capables de l'irriter, c'est ce qui n'est pas si facile, principalement aux jeunes gens, & à ceux qui n'ont point encore fait d'effort pour vaincre cette passion. Aussi est-ce quelque chose de bien agréable à Dieu que de la surmonter. C'est même pour augmenter le mérite de la tempérance, que l'on donne dans quelques Monasteres plus de nourriture & plus diversifiée, que ne le permettroient les bornes de cette même tempérance. * Nous en

* Il faut cependant convenir que le

avons un exemple illuſtre dans la vie de ſaint Pacôme, écrite depuis ſix-vingts ans avec beaucoup de fidélité & marquée ſelon Surius le quatorzieme Mai. On y rapporte que dans ces Monaſteres, principalement dans ceux où il y avoit de jeunes gens, il vouloit qu'on leur ſervît non-ſeulement du pain avec du ſel, mais encore quelque autre choſe; en ſorte que ſi la plûpart de ces ſaints Solitaires s'en abſtenoient, & qu'ils ſe contentaſſent de pain & de ſel, ou de quelque fruit crud, il ne tint qu'à eux de manger quelque choſe de plus, ou de s'en

plus ſûr ſeroit ſans doute de ne ſe faire ſervir préciſément que ce que permettent les bornes d'une tempérance exacte. On n'en auroit pas moins de mérite.

abſtenir : & qu'en cas qu'ils s'en abſtinſent par mortification, & dans la ſeule vue de Dieu, ils n'en euſſent que plus de mérite. Il eſt plus difficile de s'abſtenir d'un mets que l'on a devant les yeux, dont on peut uſer, & qui par ſa préſence excite l'appétit, que s'il n'étoit pas préſent. * On peut voir là-deſſus quantité d'autres choſes dans *Jacques de Paz* (1), ſur la mortification des ſens.

C'eſt une foible objection de dire que l'on donne ces choſes pour récréer en quelque maniere la nature. Cette récréation ne conſiſte pas à paſſer conſidérablement les bornes ordinaires de la tempérance, mais à réjouir le goût par l'a-

(1) Tom. 2. L. 3. de la mortification de l'homme extérieur.

grément & la variété de ces viandes, que l'on ne donne que rarement, & toujours selon la meſure de la ſobriété, enſorte que l'appétit ne ſoit pas entiérement raſſaſié. * Dans quelques occaſions que ce puiſſe être, pour peu que l'on paſſe les bornes d'une exacte tempérance, c'eſt toujours un mal : & c'eſt les paſſer que de manger plus que l'eſtomac ne peut ſi bien digérer qu'il ne reſte aucune crudité.

* On peut ajouter à cela ce que dit ſaint Auguſtin, que Dieu n'a attaché quelque ſorte de plaiſir à l'uſage de certaines fonctions purement animales, que pour lever en nous la répugnance naturelle que nous n'aurions pas manqué d'y avoir ſans cet adouciſſement ; mais que s'il y a des choſes que l'on ne puiſſe faire ſans plaiſir, on ne doit au moins rien faire dans la vue de ce plaiſir.

CHAPITRE III.

Sept Regles pour trouver cette juſte meſure.

POur trouver cette meſure, nous pouvons nous ſervir de ces Regles tirées de l'expérience.

La premiere eſt de ne prendre ordinairement qu'une telle quantité de nourriture, qu'on puiſſe enſuite ne pas moins s'en appliquer à des fonctions purement ſpirituelles, à la priere, à la méditation, à l'étude. Il eſt clair que dès que l'on ne le peut, on a paſſé les bornes de cette juſte meſure. La nature & la raiſon demandent que l'on ſe nourriſſe de maniere que la faculté animale & la faculté raiſonnable n'en ſoient point offenſées. La nourriture doit être utile à ces deux facultés ; & loin d'être un obſtacle à leurs fonctions, elle doit les leur faciliter. Lors donc que l'on ſe ſurcharge tellement de nourriture, que les ſens, l'imagination, la mémoire, l'entendement en ſont moins libres dans leurs opérations, c'eſt une preuve que l'on a paſſé cette juſte meſure. Cet obſtacle vient ſur-tout de vapeurs qui s'élevent abondamment de l'eſtomac à la tête, & qui ne s'y éleveroient pas dans une telle abondance, ſi l'on ne paſſoit point de telles bornes ; tout le monde en a l'expérience. Ceux qui menent une vie ſobre ſont auſſi diſpoſés à

s'appliquer

s'appliquer après le repas qu'auparavant. C'eſt de quoi notre Auteur rend ſouvent témoignage dans ſon Traité que nous avons joint à celui-ci. C'eſt ce que j'éprouve ſouvent, & que pluſieus autres de notre Compagnie ont reconnu comme moi par leur propre expérience. Ceux des Saints Peres qui ne mangeoient qu'une fois le jour, le faiſoient ſi ſobrement, qu'ils n'en étoient pas moins diſpoſés à s'appliquer à des choſes purement ſpirituelles. Combien plus aiſément le pourroient faire ceux qui prennent à deux fois la même quantité de nourriture ? *

J'ai dit que ces vapeurs qui

* Il faut avouer cependant que ceux même qui vivent le plus de régime ne doivent point s'appliquer ſi-tôt après le repas.

offuſquent la ſérénité du cerveau, après le repas, viennent ſur-tout de l'eſtomac. Quoique c'en ſoit la cauſe principale, ce n'en eſt pas la ſeule. Elles naiſſent non-ſeulement des viandes que l'on vient de prendre, & dont la digeſtion commence à ſe faire, mais encore d'une abondance de ſang & d'humeurs qu'il y a dans le foie, dans la rate, dans les veines. Ces humeurs ſe fermentent enſemble, & envoyent quantité de vapeurs. La vie ſobre corrige peu à peu cette replétion & cette intempérie, & réduit tout aux termes convenables. Après le repas il ne monte plus à la tête de ces ſortes de vapeurs. Tant que les humeurs ſont dans un équilibre parfait, on ne doit craindre aucune maladie, ni rien qui puiſſe être un obſtacle aux fonctions ſpirituelles.

L'uſage où ſont pluſieurs de ceux qui menent une vie ſobre, de ſe repoſer & de dormir un peu après dîner, ne tire point à conſéquence; ils ne le font que pour réparer un épuiſement d'eſprits cauſé par quelques travaux d'eſprit ou de corps, & pour reprendre une vigueur nouvelle. Le ſommeil ſert à l'un & à l'autre: de plus il eſt de très-peu de durée, & s'ils n'y étoient engagés par l'habitude, ou par quelqu'abattement, ils pourroient aiſément s'en paſſer. Quelques-uns prolongent un peu plus ce ſommeil; mais c'eſt autant de rabattu ſur celui de la nuit. Ils partagent en deux repriſes leur repos de chaque jour. Il eſt cependant plus ſain d'éviter le ſommeil après dîner ; c'eſt l'avis le plus commun des Médecins.

La ſeconde regle, eſt de ne prendre qu'une telle quantité de nourriture, qu'enſuite on ne reſſente nul engourdiſſement, nulle peſanteur, nulle laſſitude corporelle. Si l'on ne ſe ſent alors dans une diſpoſition auſſi libre & auſſi vive qu'auparavant, c'eſt une preuve que l'on a paſſé cette meſure convenable ; à moins que ce ne ſoit l'effet ou le reſte de quelque maladie. Bien loin que le boire & le manger doivent ſurcharger & affoiblir la nature, ils ne doivent au contraire que la rendre plus libre, plus gaie, plus animée. Ceux donc qui sont d'un tempérament à ressentir cette pesanteur, doivent examiner avec soin si cette incommodité vient d'excès de manger & de boire, ou de tous les deux ensemble : & après l'avoir découvert, en retrancher peu à peu, jusqu'à ce qu'ils soient parvenus à une telle mesure, qu'ils n'en soient plus incommodés.

Plusieurs s'y trompent souvent ; ils mangent & boivent beaucoup : ils prennent même des choses très-nourrissantes, & ils ne s'en plaignent pas moins de foiblesse. Ils s'imaginent que c'est faute de nourriture & d'esprits ; ils demandent donc des viandes encore plus nourrissantes. Dès le matin ils se hâtent de déjeûner, de peur, disent-ils, que manque d'alimens, la nature ne tombe en défaillance. Ils se trompent encore une fois, & bien misérablement; ils ne font que surcharger d'humeurs leur estomac, qui n'en est déjà que trop chargé. Loin que la foiblesse de ces sortes de personnes vienne d'inanition, elle ne vient que de replétion. On peut le remarquer par l'enflure qu'elle leur cause, & par le fonds même de leur tempérament. Cette abondance d'humeurs relâche par excès les muscles & les nerfs, qui sont les canaux des esprits : ces esprits sont comme les instrumens de l'ame les plus universels & les plus immédiats, dans les mouvemens qu'elle communique au corps, & dans les sensations dont elle n'est capable à ſon tour, que par l'entremiſe des organes corporels. Ils ne peuvent donc plus ni couler avec la même liberté, ni faire ſur ces organes la même impreſſion. Cette foibleſſe, cette peſanteur de corps, cet engourdiſſement des ſens, ſont donc alors l'effet d'une eſpece d'interception de ces mêmes eſprits. L'expérience l'apprend tous les jours dans la plûpart de ceux qui ſont ou replets, ou remplis de mauvais ſucs. Souvent pour avoir trop ſoupé, ils ſe trouvent le lendemain matin ſurchargés de quantité d'humeurs que le ſommeil de la nuit n'a fait qu'entretenir : mais après s'être ſoulagés de beaucoup de pituite & d'autres ſuperfluités, ou les avoir conſumées par la diéte, ils deviennent peu à peu plus libres, plus gais, plus capables de toutes leurs fonctions ; & cette vigueur croît jusqu'au soir, quoiqu'ils mangent très-peu à midi, & que même ils ne mangent rien. Si dans le tems qu'ils sentent cet excès d'humeurs, & qu'ils sont dans l'abattement qui en est une suite nécessaire, ils ne laissent pas de manger encore, principalement des choses de beaucoup de suc, & en grande quantité, non-seulement ils demeurent dans leur incommodité, ils l'augmentent encore considérablement. Qui voudra donc avoir un libre usage de ses sens, & de ses autres organes dans toutes ses opérations, même corporelles, doit faire assez de diéte pour conſumer toute humeur ſuperflue. Les eſprits en couleront plu aiſément dans toutes les parties du corps : & l'ame les en trouvera plus diſpoſés a produire à ſon gré, dans les organes corporels, les mouvemens divers qui conviennent à leurs différentes fonctions.

La troiſieme Regle, eſt de ne point paſſer immédiatement d'une vie déréglée à une vie trop exacte ; mais le faire inſenſiblement, & ne diminuer que peu à peu du boire & du manger, juſqu'à ce que l'on ſoit parvenu à une meſure incapable d'offuſquer l'eſprit, & d'appéſantir le corps. C'eſt ce que tous les Médecins enſeignent. Les changemens trop ſubits, pour peu qu'ils ſoient conſidérables, cauſent toujours quelque préjudice. C'eſt comme une ſeconde nature, que l'habitude; on ne s'en défait qu'avec violence pour en ſuivre une toute contraire. Nous reſſentons vivement, & par conſéquent avec peine, & comme quelque choſe d'oppoſé à la nature, tout ce qui l'eſt à la coutume, tant qu'elle eſt encore dans ſa vigueur. Il ne faut donc s'en défaire que comme par degrés. La mauvaiſe habitude s'affoiblit & ſe déracine peu à peu, comme elle s'étoit enracinée & fortifiée, & un tel changement fait ſi peu de peine dans la ſuite, qu'on ne s'en apperçoit preſque pas.

La quatrieme Regle, eſt fondée ſur ce qu'on ne peut déterminer une même quantité de nourriture proportionnée à chaque tempérament, à cauſe de la différence des âges, des forces & des alimens. Il ſemble donc que pour ceux qui ne ſont plus jeunes, ou qui ſont infirmes, c'eſt d'ordinaire aſſez de douze, treize, ou quatorze onces de ſolide, comme de grain, de viande, d'œufs, ou d'autres mets, ſelon ce qui convient à chacun, & autant ou un peu plus de liquide. C'eſt l'avis de pluſieurs Médecins, fondés ſur la raiſon & l'expérience, & ce n'eſt que pour ceux qui font moins d'exercice de corps que d'eſprit. L'illuſtre Cornaro approuvoit tellement cette meſure, qu'il ſe la preſcrivit dès l'âge de trente-ſix ans, & qu'il s'y tint juſqu'à la fin de ſa vie, qui en fut &

plus longue & plus ſaine. * Pluſieurs Saints Peres des Déſerts, qui ne vivoient que de pain & d'eau ne paſſoient point cette meſure, & la preſcrivoient même dans presque tous leurs Monaſteres, comme une eſpece de loi, ſelon ce qu'en écrit Caſſien. Quelqu'un demandoit à l'Abbé Moïſe quelle devoit être, ſelon les regles les plus exactes de la tempérance, la meſure ordinaire du manger. Nous ſavons, lui répondit-il, que nos anciens Peres ont ſouvent traité cette

2 Conf. de l'Abbé Moïſe, ch. 19.

* On peut objecter à cela que ceux qui ſont ſous un climat plus froid, tel que le nôtre, ne pourroient ſe paſſer d'une nourriture ſi frugale ; c'eſt de quoi l'on ne peut diſconvenir. Il ne prétend pas non plus, comme il le dit lui-même, en faire une regle générale. Cela ne va que du plus au moins.

matiere. Après avoir examiné les différentes ſortes de tempérance que chacun obſervoit, en ne vivant preſque jamais que de légumes, ou d'herbes, ou de ſimples fruits, ils y ſubſtituerent du pain ; mais en même-tems ils en déterminerent la meſure à deux petits, qui ne peſoient en tout qu'une livre. Cette quantité de pain qu'ils déterminoient à chacun, & qui ſelon eux devoit ſuffire par jour, n'étoit donc que de douze onces. La livre chez les Anciens étoit de douze onces préciſément, & non pas de ſeize comme parmi nous.

Quelques-uns croyent que ces petits pains dont parle l'Abbé Moïſe, étoient d'une livre chacun. Pour peu d'attention

que l'on y faſſe, on verra clairement que les deux enſemble n'étoient que d'une livre ; il vouloit marquer combien peſoient les deux enſemble & non pas ſéparément. D'ailieurs cette quantité de pain paſſoit pour une meſure un peu trop juſte ; le même Abbé Moïſe
Ch. 21. le dit au même endroit. Mais ſi ces deux pains euſſent été d'une livre chacun, c'eût été deux livres par jour, cette quantité ſans doute eût été plus que ſuffiſante, principalement aux plus âgés. A qui pourroit ne pas ſuffire tant de pain par jour ? Pourroit-on dire que qui en auroit mangé deux livres n'en auroit que peu mangé ? Il ſeroit au contraire ſurprenant parmi nous, qui ſommes ſous un climat bien

plus froid, que quelqu'un mangeât deux livres de pain dans un ſeul repas : loin de paſſer pour ſobre & pour abſtinent, ne paſſeroit-il pas au contraire pour intempérant ? De plus ces deux petits pains étoient ſi peu capables de raſſaſier, que quelques-uns aimoient mieux s'en abſtenir deux jours, que de manger chaque jour avec les autres, afin de prendre enſuite une double portion, & de ſatisfaire leur appétit. Le même Abbé Moïſe le rapporte au même endroit, & le déſapprouve. D'ailleurs qui pourroit dans un repas manger quatre livres de pain ſec, c'eſt-à-dire, ſelon eux, quarante-huit onces; ſur-tout s'il ne s'applique qu'à des choſes ſpirituelles? Enfin, ſelon ce qu'en rapporte le même Abbé, dans le tems que Sérapion n'étoit encore qu'enfant, mais qui dans la ſuite devint Abbé lui-même, après avoir mangé avec les autres deux petits pains à trois heures après midi, il avoit encore faim, & en déroboit un troiſieme qu'il mangeoit enſuite en ſecret. Y a-t-il jamais eu d'enfant qui ait pu manger trois livres de pain par jour ? Il paroît donc conſtant, que chacun de ces petits pains n'étoit que de ſix onces, & que les deux enſemble n'étoient à peu près que d'une livre.

Si ces Peres jugeoient par une longue expérience que ce fût aſſez par jour de douze onces de pain ſans autre choſe, & qu'ils ſoient même parvenus par cette diéte à la plus extrême me vieilleſſe, dans une parfaite ſanté, & dans une entiere vigueur de tous leurs ſens ; combien plus peuvent ſuffire ſix ou ſept onces d'autres choſes plus agréables au goût, & plus ſucculentes que du pain ſec. On peut ajouter qu'ils ne buvoient que de l'eau, & que l'eau ne nourrit point comme la biere & le vin. Enfin l'expérience fait voir clairement qu'il y a bien des gens qui mangent & boivent bien moins, & qu'ils ne laiſſent pas d'être ſuffiſamment nourris. *

Quoique le régime dont nous avons parlé juſqu'ici regarde plus les perſonnes infirmes ou âgées que les autres,

* Suppoſé, comme il le ſous-entend, toutes choſes d'ailleurs égales.

je crois cependant qu'ils feroit aisé de prouver qu'il pourroit encore suffire à ceux qui se portent bien, qui sont d'un tempérament robuste, & même dans la fleur de leur âge; s'ils sont appliqués à l'Oraison, à l'étude, ou à d'autres choses de ce genre. La preuve en est dans une infinité d'exemples de Saints, qui même dès l'âge de quinze ou vingt ans s'en sont tenus à cette mesure, & quelquefois à moins; quoiqu'ils ne vécussent que de pain & d'eau, ou d'un peu d'herbes & de légumes. Quelques-uns vivoient & très-long-tems & très-sainement, au milieu même de grandes peines d'esprit, & de corps. On le peut voir dans plusieurs dont la vie est écrite. Nous en rapporterons quelques-unes dans la ſuite. Il y avoit même quantité de Monaſteres où cette meſure étoit preſcrite comme une loi commune aux plus jeunes & aux plus âgés, & comme une meſure qui d'ordinaire devoit ſuffire à chacun d'eux également. Ces Peres donc qui avoient une grande expérience de ces choſes-là, & qui ſavoient parfaitement ce que demande la nature, jugerent que cette meſure ſuffiſoit à tout âge. C'eſt l'avis de notre Auteur : il le prouve même par ſon exemple : puiſqu'il commença ce régime dès l'âge de trente-ſix ans.

Quelques-uns objectent que le potage emporte ſouvent des huit ou neuf onces, & que comme il n'en reſte plus alors que trois ou quatre de pain ou d'autre nourriture, il faudroit ou ne point manger de potage ou ne manger presque rien autre chose. Pour prévenir cet inconvénient, il n'y a qu'à manger moins de potage, & proportionner tellement le solide avec le liquide, en les pesant séparément, que le tout ensemble ne passe point la mesure prescrite. Mais notre dessein n'est pas de descendre dans ces minuties : il nous suffit d'avoir fait voir en général que cette mesure est raisonnable.

La cinquieme Regle regarde la qualité des alimens ; mais il n'est pas nécessaire de s'en mettre fort en peine, quand on se porte bien, & que la nourriture que l'on prend convient à la nature. Preſque toutes les viandes dont on uſe d'ordinaire conviennent à ceux qui ſont d'un bon tempérament ; pourvu que l'on y garde une juſte meſure. Tel peut vivre, & très-long-tems, & très-ſainement de pain, de lait, de beurre, de fromage * & de biere ; principalement s'il y eſt accoutumé dès l'enfance. Mais il faut s'abſtenir de toutes choſes mal-ſaines quelque agréables qu'elles puiſſent être, quand ce ne ſeroit que de crainte d'en pren-

* Il faut cependant demeurer d'accord qu'à l'égard du fromage, comme dit l'Ecole de Salerne, qui moins en mange eſt le plus ſage ; auſſi-bien que la noix, dont elle dit au même endroit, qu'une vaut mieux que deux ou trois. Rien ne cauſe plus d'obſtruction que l'un, & plus d'indigeſtion que l'autre.

dre par excès. Presque toutes les choses trop grasses sont contraires à la santé. Elles relâchent trop l'estomac, elles en desunissent les forces qui ne sauroient être trop réunies, elles empêchent la digestion des autres alimens : elles les font descendre de l'estomac à demi-digérés : elles envoyent à la tête quantité de fumées qui causent des especes de vertiges, des toux, des asthmes, & d'autres maux de poitrine. Si les alimens enfin ne se digérent pas parfaitement, & en autant de tems qu'il en faut pour une parfaite digestion, quelque bon estomac qu'on puisse avoir, ils se tournent en mauvaises humeurs, & ces humeurs en bile, & en crudités, toutes matieres de fiévres.

Ceux donc principalement qui s'appliquent à l'étude, doivent manger ſobrement, & proportionner le pain à ce qu'ils mangent d'ailleurs, pour empêcher, au moins en partie, les mauvais effets qui pourroient en arriver, * comme les fluxions de tête, les vapeurs, les vertiges, les toux, les indigeſtions d'eſtomac, les enflures, les coliques, les tranchées, & tout ce qui peut d'ailleurs être contraire au corps & à l'eſprit. Ce ſeroit une folie d'acheter au prix de tant & de ſi grandes incommodités, un plaiſir auſſi vil & d'auſſi peu de durée que celui du boire & du manger. Rien ne

* Le pain empêche les autres alimens de ſe corrompre, de gâter l'eſtomac, & de rendre par conſéquent l'haleine mauvaiſe.

marque davantage que l'on en est l'esclave que de s'y satisfaire, à peine d'en être incommodé. Ce n'est pas que l'on ne doive jamais user de ces sortes d'alimens, quelque sobrement qu'on en use, comme font scrupuleusement quelques-uns qui ne mangent ni choux, ni oignons, ni pois, ni féves, ni fromage, de crainte d'amasser des humeurs mélancoliques, bilieuses, gluantes, & capables de gonfler; c'est seulement que l'on ne doit en prendre qu'avec modération. Quand on n'en prend que peu ou rarement, ils ne peuvent incommoder, principalement s'ils sont agréables au goût; & souvent ceux qui nuisent par leur excès sont utiles à la nature dans un usage modéré.

De

De toutes les ſortes d'alimens, aucun ne convient mieux aux perſonnes infirmes ou avancées en âge, qu'une eſpece de pannade avec un ou deux œufs : on peut vivre de cela ſeul, & d'une vie auſſi longue que ſaine. Notre Auteur le prouve par ſa propre expérience. Les Italiens nomment pannade une eſpece de bouillie faite de pain & d'eau, & de jus de viande cuits enſemble. Cette nourriture eſt une eſpece de chyle preſque auſſi fait que celui qui ſe forme dans l'eſtomac par la coction des viandes. Cette pannade eſt compoſée de choſes très-tempérées : elle n'eſt point ſujette, comme pluſieurs autres, à ſe corrompre dans l'eſtomac. Enfin il s'en forme un ſang pur, & dans une juſte quantité.

On peut même aisément y ajouter de quoi la rendre ou plus chaude ou plus nourrissante. Aussi le Sage dit-il « que
Eccl. 26.
» le pain & l'eau sont le fondement de la nourriture de l'homme. » Il veut faire entendre par-là que ces deux choses sont les plus propres à soutenir & à conserver la vie : on pourroit au moins se passer de viande ou de poisson, & de tout ce qui peut d'ailleurs exciter l'appétit.

Liv. du soin de conserver la santé.

Plutarque n'aprouve pas l'usage de la viande. « On doit » beaucoup, dit-il, en appréhender les crudités ; elle charge » extrêmement dès que l'on en » a mangé, & elle laisse dans la » suite de fâcheux restes. Il eût » été bien plus avantageux d'ac» coutumer la nature à n'en

» point desirer. La terre pro-
» duit assez de choses nourris-
» santes & agréables, & qui
» pour la plûpart n'ont pas be-
» soin d'apprêt, & que l'on
» peut cependant diversifier
» d'une infinité de manieres. »
Plusieurs Médecins sont de cet avis, & l'expérience l'autorise. Il y a beaucoup de Nations chez qui l'usage de la viande est très-rare, & qui ne vivent principalement que de ris & de fruits : ils n'en vivent cependant que plus long-tems & plus sainement. Les Japonnois, les Chinois, plusieurs Régions de l'Afrique, & même les Turcs sont de ce nombre. On le voit d'ailleurs en une infinité de Laboureurs & de gens de métier, qui d'ordinaire ne vivent que de pain, de beurre,

de bouillie, de légumes, d'herbes, de fromage, * & ne mangent de la viande que très-rarement; ils ne laissent pas d'être sains & robustes, & de vivre très-long-tems. On le peut voir encore dans l'histoire des anciens Peres des Déserts, & de tous les Religieux de ce tems-là.

La sixieme Régle, est de s'abstenir d'une trop grande varieté de viandes & assaisonnées d'une maniere trop recherchée. Disarius, très-sçavant Médecin, & Socrate, avertissent de s'abstenir de ces sortes de mets & de boissons, qui excitent l'envie de manger & de boire, au-delà même du nécessaire. C'est la plus commune maxime des Médecins. Cette varieté excite tou-

Saturnales de Macrobe. liv. 7. ch. 4.

* Mais il faut remarquer que ce fromage est d'ordinaire tout frais, & par concéquent bien moins mal-faisant que les autres.

jours un nouvel appétit : & quoique souvent on mange trois ou quatre fois plus que le besoin ne le demande, il ne semble presque jamais que l'on ait assez mangé. De plus comme les différens mets sont de nature différente, peu convenable au tempérament, & souvent contraire, parmi ces divers alimens, les uns se digérent plutôt que les autres. C'est ce qui cause de prodigieuses crudités dans l'estomac, & quelquefois d'entieres indigestions, des enflures, des douleurs d'entrailles, des coliques, des obstructions, des maux de reins, la gravelle. Cet excès donc, & cette diversité de nourriture, causent dans toute la masse du Chyle dont se forme le sang, des crudités qui

ne peuvent que ſe corrompre. Valériola, fameux Médecin, dit, « que rien n'eſt plus contrai-
» re à la ſanté qu'une nourritu-
» re trop abondante & trop di-
» verſifiée dans un même repas. On peut encore voir là-deſſus quantité de choſes dans Macrobe. *a* Xenophon *b* marque, que la maniere de vie de Socrate étoit ſi ſimple & ſi frugale, que par rapport à la dépenſe il n'y avoit perſonne qui ne pût aiſément vivre de la même maniere : il n'en coûtoit preſque rien. Athenée *c* nous apprend qu'un certain Phabin n'avoit vécu toute ſa vie que de lait, * & que quantité d'autres vivoient d'une nourriture

a L'endroit cité, un peu plus haut.

b Liv. des dits & des faits de Socrat.

c Theophraſte liv. 2.

* Le ſçavant Monſieur Bayle de Toulouſe a fait un excellent Traité Latin ſur l'uſage du lait pour rétablir les étiques.

presque aussi simple. Pline L. 11. c. 42.
rapporte que pendant vingt ans que Zéroastre avoit passés dans le Désert, il n'y avoit vécu que de fromage, * & que néanmoins tout étoit en lui si tempéré, qu'il ne ressentoit point le poids de ses années. Enfin dans tous les siécles passés, ceux qui n'ont usé que d'alimens simples & dans une juste quantité, ont vécu plus sainement & plus long-tems que les autres. On le remarque même encore dans toutes sortes de Nations.

La septieme Régle, est que comme toute la difficulté de déterminer & de garder cette juste mesure, vient de l'appé-

* Il y a bien de l'apparence que c'étoit du fromage tout frais, rien n'est plus mal sain que tout autre.

tit ſenſuel, chacun doit être perſuadé que l'envie de boire ou de manger n'eſt que trop capable de ſéduire : & que par conſéquent ce ne doit nullement être une régle pour trouver la meſure dont il s'agit. En voici quatre raiſons.

La premiere, c'eſt que la nature n'a donné à l'homme, & même aux autres animaux, l'appétit * des alimens que pour la conſervation de chaque animal particulier, & pour la propagation de ſon eſpece. Ceux donc qui veulent vivre chaſtement, & n'être point accablés d'humeurs, qui ne peuvent cauſer que des maladies, ne doivent point ſuivre

* Avec cette différence, que ce qui ſe fait dans les hommes avec ſentiment, ne ſe fait dans les bêtes que machinalement.

entiérement leur appétit, & doivent retrancher tout superflu.

La seconde raison, c'est qu'il y a souvent dans l'estomac quelque humeur maligne qui fait desirer beaucoup plus qu'il ne convient à la santé, comme dans la faim canine, & lorsque quelque suc acide ou mélancolique, s'est attaché aux membranes de l'estomac. En pareils cas, il ne faut point suivre son appétit. Si ce sont de telles causes qui excitent une faim violente & une ardente soif, on doit avoir recours aux remédes de la Médecine; mais si cette soif & cette faim sont modérées, elles ne méritent pas qu'on y fasse attention.

La troisieme raison, c'est que la diversité des viandes réveille toujours l'appétit par des goûts tout nouveaux, & par de nouveaux assaisonnemens. Tous ceux qui ont soin de leur santé doivent donc éviter une telle variété de mets, & ces assaisonnemens trop recherchés; tous les Médecins l'enseignent ainsi. Comment toutes ces viandes de nature si différente, chaude, froide, séche, humide, bilieuse, flégmatique, facile ou difficile à digérer, &c. pourroient-elles former un chyle pur & uniforme ? *

La quatrieme & derniere raison, est que comme l'idée que l'on se forme des viandes est toujours agréable, dès qu'elle est tant soit peu forte,

* Et comment un sang formé de chyle composé de parties si hétérogenes, pourroit-il être dans ce parfait équilibre, sans lequel on ne peut être dans une parfaite santé ?

elle excite l'appétit, comme l'idée de choſes que l'on n'oſe nommer en excite le déſir. Quoique l'imagination ait plus de force dans ces choſes-ci que dans les autres, cependant elle n'en a que trop encore dans ces autres, comme l'expérience l'apprend, principalement à la vue & à l'odeur de certaines viandes. Il faut donc faire enſorte de corriger une telle imagination, pour pouvoir modérer enſuite bien plus facilement le deſir qui n'en eſt qu'une ſuite, puiſqu'il n'a pour objet que ce que cette imagination repréſente comme agréable. Entre autres moyens d'y parvenir, en voici deux qui peuvent beaucoup y contribuer.

Le premier eſt d'éviter la

vue de ces ſortes de viandes, de peur que leur vue & leur odeur ne réveillent l'imagination, & ne donnent envie d'en goûter. La préſence d'un tel objet fait naturellement impreſſion ſur la puiſſance qui y a rapport. Il eſt beaucoup plus difficile de contenir ſon appétit à la préſence des viandes, que de ne les point deſirer, quand elles ne ſont pas préſentes. Il en eſt de même de tous les autres objets qui peuvent faire plaiſir à l'ame par l'entremiſe des ſens. *

Le ſecond moyen eſt de ſe repréſenter ces choſes qui excitent l'appétit, non comme capables de flatter le goût &

* Auſſi Jeſus-Chriſt nous dit-il, que qui aime le péril y périt.

l'odorat, telles qu'elles paroiſſent actuellement, mais comme ſales, dégoûtantes, d'une odeur déteſtable, telles qu'elles vont devenir.

Rien ne paroît ce qu'il eſt véritablement, que lorſqu'il eſt revenu à l'état où il étoit à ſon origine : ce n'eſt qu'alors que l'on y découvre ce qui y étoit caché ſous une fauſſe apparence. Qu'y a-t-il de plus dégoûtant, & d'une plus mauvaiſe odeur que les mets les plus délicieux, quelque peu d'altération qu'ils ayent ſouffertes dans l'eſtomac? Plus la nourriture eſt exquiſe, plus elle eſt ſujette à ſe corrompre, & plus l'odeur en eſt enſuite inſupportable. Si la plûpart de ceux qui menent une vie délicieuſe n'ont ſoin de porter ſur eux quelque eſpéce de parfum, on s'apperçoit dès cette vie de l'état de corruption où leurs corps ſeront après leur mort. C'eſt ce qui eſt encore plus ſenſible dans de certaines fonctions auſſi indiſpenſables que naturelles, quoique très-humiliantes, & dans l'haleine de la plûpart de ceux qui vivent d'une vie trop délicieuſe & trop ſenſuelle. Il n'en eſt pas de même des Payſans & des gens de métier qui ne vivent que de pain, de fromage, & d'autres alimens vulgaires, quand ils en uſent modérément. * Dieu l'a voulu ainſi,

* On a remarqué dans de certains Hôpitaux, que tant que l'on n'y donnoit aux pauvres que des nourritures de laitage, on ne s'appercevoit point de cette corruption, & qu'on ne commença de s'en appercevoir que lorſque l'on eut commencé à leur donner de la viande.

afin de nous apprendre à mépriſer les délices & à nous contenter de vivres ſimples. Il faut donc ne penſer à ces choſes-là que de cette maniere, afin d'y accoutumer ſon imagination.

CHAPITRE IV.

On répond à quelques doutes & à quelques objections.

MAIS, dira-t-on, ne faut-il pas du moins changer de régime ſelon les ſaiſons? Il ſemble que l'on doive manger davantage l'hyvèr que l'été. L'hyver, dit Hypocrate, les eſtomacs ſont plus chauds : le froid qui les ſaiſit au dehors en fait retirer la chaleur de la circonférence au centre, c'eſt-à-dire, au cœur. L'été, ils ſont plus languiſſans par une raiſon contraire; la chaleur pouſſée du centre à la circonférence ſe diſſipe. Il ſemble, par la même raiſon, que l'hyver il faille prendre des alimens ſecs & chauds, parce que la pituite alors plus abondante ne peut ſe diſſiper, & que l'été l'on doive en prendre d'humectans & de rafraîchiſſans, parce que la chaleur de l'air dont on eſt entouré, diſſipe beaucoup d'humeurs & deſſéche le corps.

Il paroît véritablement, de l'aveu même des Médecins, que l'on doit en uſer de cette maniere, autant que l'on le peut commodément. Si l'on a beſoin d'une nourriture plus ſéche, comme en hyver, & quand

quand il a plu long-tems, il est aisé d'augmenter de quelque chose le manger, & de diminuer le boire à proportion, & même les alimens qui ont un peu trop de suc. Si l'abondance de la boisson & des alimens qui ont beaucoup de suc fait du bien dans un tems sec, elle ne peut qu'incommoder, quand on a respiré quelque jours un air trop humide & trop froid : cette sorte d'air cause des fluxions, des toux, des enrouemens. Quand on a besoin d'une nourriture plus humectante, on n'a qu'à mêler avec le vin un peu plus d'eau, ou prendre au lieu de vin un peu de biere : c'est une boisson qui humecte & qui rafraîchit assez. Il ne paroît pas que les Saints Peres eussent beaucoup d'égard à cette différence de ſaiſons : ils régloient pour toute l'année une même ſorte de nourriture, & dans la même quantité, & ils en vivoient plus long-tems. A préſent on a plus d'égard dans les monaſteres à ce qui convient à la ſanté. Mais ſi l'on y donne des mets conformes aux ſaiſons, ceux qui veulent vivre ſobrement peuvent choiſir entre autres ceux qui leur ſont plus convenables. En cē cas là, dira-t-on, lequel vaut le mieux de prendre en un ſeul ou en pluſieurs repas, cette quantité de nourriture dont nous avons parlé ?

Encore que ceux d'entre les Anciens, qui ont eu beaucoup de ſoin de garder la tempérance, ſe ſoient contentés d'un ſeul repas par jour, & même après le ſoleil couché, ou à trois heures après midi, comme Caſſien le rapporte, pluſieurs croyent cependant qu'en un âge avancé il vaut mieux faire deux repas, mais toujours ſobres, à cauſe de la foibleſſe qui accompagne un tel âge. Loin de ſe ſurcharger de nourriture, la digeſtion s'en fera plus aiſément. On pourra donc en prendre ſept ou huit onces à dîner, & le ſoir trois ou quatre, ou ſept ou huit le ſoir, & trois ou quatre à dîner, ſelon ſa commodité. Tout dépend principalement de la complexion & de l'habitude. Si l'eſtomac eſt rempli de pituite froide & lente, il paroît plus à propos de ne manger qu'une fois le jour. Il faut beaucoup plus de tems pour cuire ces crudités & pour les dissiper. C'est ce que l'expérience nous a fait connoître très-clairement. Quand même on croiroit ne devoir manger que le soir, il ne faudroit pas laisser de prendre à midi quelque chose, & de nature à dessécher la trop grande humidité de l'estomac: ou si l'on dîne à midi, il faudra prendre quelque chose le soir, comme un peu de pain avec quelque raisins ou choses semblables. Plus on avance en âge, plus on doit avoir soin de corriger cette humidité de l'estomac & de la tête. « La » Sagesse, dit un Ancien, réside » en un lieu sec, & non en » un lieu marécageux & plein » d'eau; c'est ce qui fait dire à » Héraclite, que l'ame du Sage » est comme une lumière séche. »

Quelqu'un objectera peut-être que de sçavans Médecins n'approuvent pas une maniere de vivre si mesurée, de peur que l'estomac ne se resserre & ne s'accoutume tellement à cette quantité précise, que pour peu que l'on la passe, il n'en ressente une pesanteur considérable, & que cela ne l'oblige de s'étendre plus qu'à l'ordinaire. Pour éviter cet inconvénient, ils conseillent de ne pas s'en tenir toujours si scrupuleusement à la même quantité de nourriture, mais d'en prendre quelquefois plus, quelquefois moins. C'est ce qu'il semble qu'Hippocrate confirme. « Un vivre trop mesuré, dit- Aphor
» il, est dangereux, même aux 5. Sect.
» personnes saines : pour peu I.
» que l'on en passe les bornes or-

» dinaires, on n'en est que plus
» exposé à s'en trouver incom-
» modé. Il y a donc moins de
» danger de manger un peu
» plus qu'un peu moins qu'il ne
» faut. »

Ce passage dont quelques Médecins se prévalent, ne regarde que ceux qui ne peuvent observer cette uniformité de régime, à cause des fréquentes occasions de festins qu'ils ne peuvent ou ne veulent pas éviter, & qui ne sont point assez maîtres de leur bouche, pour pouvoir garder une tempérance uniforme dans de si fréquentes occasions d'intempérance, principalement lorsque les autres les sollicitent par leur exemple à donner quelque chose à la nature. Si pour lors ils mangent par excès, ils s'en trouvent incommodés ; on vient d'en rapporter la véritable raison. C'est ce qui n'arrivera point à ceux qui sont capables d'éviter ces occasions d'excès, & de garder un régime de vie suivi. Rien ne leur convient mieux, principalement s'ils sont d'une complexion délicate, ou d'un âge avancé. L'expérience & la raison ne permettent pas d'en douter. Il n'importe même de passer de quelque peu cette mesure, pourvu que ce soit rarement. De si petits excès ne sont pas fort capables d'incommoder, pourvu qu'ils ne soient pas fréquens, & qu'immédiatement après on revienne à son régime ordinaire. Si l'on mange plus que de coutume à dîner, il faut ou ne point souper, ou souper plus légérement. Si l'on a trop mangé à souper, il faut le lendemain moins manger à dîner, ou ne point dîner du tout. Un tel inconvénient n'est donc pas si considérable, que pour le prévenir on doive éviter une vie de régime.

Mais s'il arrivoit trop souvent que l'on mangeât avec quelque sorte d'excès, quelque léger même qu'il fût d'ailleurs, il pourroit être fort dangereux, sur tout à ceux dont nous venons de parler, & qui seroient accoutumés à vivre de régime. Notre Auteur nous l'apprend par son exemple même. Il rapporte dans son Traité, que depuis l'âge de trente-six ans, jusqu'à celui de soixante-quinze, il n'avoit pris de nourriture par jour, que douze

onces

onces de ſolide, & quatorze de liquide, & qu'il avoit vécu dans une ſanté parfaite : qu'enſuite, de l'avis de quelques Médecins, & à la ſollicitation de ſes amis, il avoit ajouté deux onces de l'un & de l'autre : & que, dès le dixieme jour, ce peu d'augmentation lui avoit cauſé de très-fâcheuſes maladies, un fort grand mal de côté, une oppreſſion de poitrine, & une fiévre de cinq ſemaines. Les Médecins qui l'avoient mis dans cet état, jugèrent eux-mêmes que c'étoit un homme mort, s'il ne reprenoit ſon régime ordinaire. Je connois un homme qui depuis pluſieurs années ne faiſoit qu'un repas, il ſoupoit, mais il ne prenoit à midi que très-peu de choſe, & même quelque choſe d'aſſez sec. A la sollicitation de plusieurs personnes il prit à midi un peu plus de nourriture & plus humectante. Dix ou douze jours après, ce changement lui causa, pendant quelques semaines, de si grandes douleurs d'estomac & d'entrailles, que l'on croyoit qu'il alloit mourir. Il fut guéri par de grands remèdes que lui avoient ordonnés de savans Médecins. Il retomba une seconde fois dans la même maladie, & fut guéri par les mêmes remèdes. A quelque tems de là il retomba encore malade, pour la troisieme fois : il se trouva même plus mal qu'à l'ordinaire, & cela quelques jours de suite. Il jugea qu'un tel mal ne lui venoit que pour avoir changé de régime,

Après avoir examiné la choſe avec beaucoup de ſoin, il le reprit. Dès le premier jour, ſes maux commencèrent à diminuer, &, dès le quatrieme, ils ſe trouvèrent tellement diminués, qu'il ne lui reſta plus qu'une grande foibleſſe, qui s'en alla même peu à peu par le ſecours de ce régime. Ce n'eſt ni la quantité des mets, ni leur délicateſſe, qui peut fortifier un tempérament foible, mais une juſte proportion d'alimens convenables.

L'Aphoriſme d'Hypocrate, cité un peu plus haut, n'eſt point contraire à ceci ; il ne parle que d'alimens ſi meſurés, & d'ailleurs ſi peu capables de nourrir, qu'ils ne ſuffiſent pas pour ſoutenir les forces d'un bon tempérament. Nous parlons ici d'un genre de nourriture convenable à la nature de chacun, sans en marquer nul de précis, & d'une quantité proportionnée aux forces de l'estomac, & propre à maintenir dans une santé parfaite.

Mais, dira-t-on, tout le monde ne peut pas garder un régime de vie si exact. N'y a-t-il donc point, pour ceux qui ne peuvent s'y assujettir, quelque autre moyen de se conserver en santé, & de vivre longtems? C'est de se bien purger au moins deux fois l'année, au printems, & en automne: & de se délivrer par là de toute mauvaise humeur. Ceci ne regarde que ceux qui, d'ordinaire, font moins d'exercices de corps que d'esprit, comme les Ecclésiastiques, les Religieux, les Jurisconsultes, & tous les autres gens d'étude. Mais il faut préparer les humeurs à cette purgation. C'est le sentiment d'habiles Médecins. Elle ne doit point non plus être trop forte, ni de nature à faire d'abord tout son effet. Il faut s'y préparer deux ou trois jours auparavant, par quelque reméde qui n'opére que d'une manière insensible. Cette manière fait sans doute, & plus d'effet & moins de peine. * Le premier jour, les entrailles se purgent : le second, le foie : le troi-

* Elle fait moins de peine sans doute, dès que cette opération est insensible : elle fait plus d'effet, parce que la nature a plus de loisir de se débarrasser de ce qui l'incommode, & que d'ailleurs le corps en est plus fluide.

ſieme, les vaiſſeaux où il s'amaſſe quantité de mauvaiſes humeurs. * Ceux qui ne vivent pas ſobrement ajoûtent chaque jour quelques crudités qui paſſent par les vaiſſeaux, & ſe répandent dans toutes les parties du corps qui eſt comme une éponge.

Souvent, en un ou deux ans, il s'amaſſe dans le corps plus de deux cents onces de mauvaiſes humeurs, qui font plus de ſix pintes. ** Ces humeurs ſe corrompent par ſucceſſion de

* Cela ne veut dire autre choſe, ſinon que ces mauvaiſes humeurs ne peuvent s'évacuer que ſucceſſivement.

** Mais il ne faut pas croire que de tout ce qui s'en eſt amaſſé pendant tout ce tems-là, il ne s'en ſoit point diſſipé d'une manière ou d'une autre, quand ce ne ſeroit que par l'inſenſible tranſpiration. Autrement le corps ne ſeroit preſque plein que de mauvaiſes humeurs.

tems, & cauſent des maladies, qui avancent la mort de la plûpart des hommes. C'en eſt preſque la ſeule cauſe dans tous ceux qui meurent avant l'extrême vieilleſſe, à la réſerve de ceux qui meurent de mort violente. Il meurt en peu de tems, par la malignité de ces humeurs, au milieu même de toute ſorte de commodités, une infinité de perſonnes qui, dans une galére, à ne vivre que de biſcuit & d'eau, comme les Matelots, auroient pu vivre long-tems & dans une ſanté parfaite. Pour prévenir ce danger, on n'a qu'à ſe purger à propos, au moins deux fois l'année. Il ne pourra reſter alors beaucoup de ces humeurs, & elles ne ſeront pas ſi ſujettes à ſe corrompre. J'ai connu pluſieurs perſonnes, qui, ſans aucune maladie conſidérable, ſont parvenues, par ce moyen, juſqu'à l'âge le plus avancé.

Chapitre V.

Des avantages de la Sobriété par rapport au corps.

La vie ſobre délivre & préſerve l'homme de preſque toutes ſortes de maladies, de catarres, de toux, d'aſthmes, de vertiges, de maux de tête & d'eſtomac, d'apoplexie, de léthargie, d'épilepſie, de tout autre accident qui peut attaquer le cerveau, de la goutte, de la ſciatique, de toute crudité, qui cauſe une infinité de maladies. Enfin elle tempère les humeurs, & les maintient dans une juſte proportion. Il n'y a point de maladie à craindre par-tout où les humeurs ſont dans une parfaite ſymmétrie, dans un équilibre parfait. C'eſt dans cette proportion que conſiſte la ſanté : la raiſon & l'expérience nous l'apprennent de concert. Ceux qui vivent d'une vie ſobre, vivent d'ordinaire d'une vie ſaine : &, dans les maux qu'ils ſouffrent, ils ont bien moins à ſouffrir que ceux qui ſont remplis de mauvaiſes humeurs, qui ne viennent que d'intempérance : & il ne leur faut que très-peu de tems pour être parfaitement guéris. Je connois quantité de gens naturellement foibles, & ſans ceſſe appliqués à des choſes ſpirituelles, & qui ne doivent qu'à leur tempérance leur grand âge & leur ſanté. Les Saints Peres & quantité de Religieux ſont de ce nombre.

Preſque toutes les maladies des hommes ne viennent que de ce qu'on prend plus de nourriture que la nature n'en demande, & que l'eſtomac n'en peut parfaitement digérer. La preuve en eſt, que la plûpart des maux ne ſe guériſſent que par évacuation. On ne ſaigne, on n'applique les ventouſes, on ne donne de certains remèdes, que pour dégager la nature. C'eſt encore pour cette raiſon, qu'on ordonne l'abſtinence, & qu'on preſcrit un régime de vie très-frugal. Cette manière de guérir les maladies, prouve qu'elles ne viennent que de replétion. Les maux ne se guérissent ordinairement que par quelque chose de contraire à ce qui les a causés. Toutes les maladies qui viennent de replétion, dit Hypocrate, ne se guérissent Sect. 2. que par évacuation : & celles Aph. 22. qui viennent de trop d'évacuation, ne se guérissent que par le remplacement de ce qui s'est de trop évacué. Mais celles-ci sont rares, si ce n'est dans un long siège, où l'on manque de vivres, ou dans un long voyage de mer, ou dans de semblables occasions. En ce cas-là, il faut purger les humeurs que la chaleur naturelle a trop recuites, faute d'alimens : ensuite nourrir & fortifier le corps, mais insensiblement ; & n'augmenter sa nourriture que peu à peu. Il faut faire la même chose dans les grandes maladies, pour réparer les forces épuiſées par de trop grandes évacuations. Si preſque toutes les maladies ne viennent que de ce qu'on prend plus de nourriture que la nature n'en demande, il s'enſuit que ſi l'on n'en prend que ce qu'elle en demande, on ne ſera ſujet à preſque nulle ſorte de maladies. On le peut inférer de ce même paſſage d'Hypocrate : « *Pour ſe bien porter, il faut* » *toujours demeurer ſur ſon ap-* » *pétit, & faire quelque exer-* » *cice.* » *

Les crudités ſont la ſource

* Si pour ſe bien porter il faut obſerver ces deux choſes, comment, à plus forte raiſon, peut-on y parvenir en n'obſervant ni l'une ni l'autre ?

la plus ordinaire de toutes les maladies. « On ne peut tomber » malade, dit Gallien, tant » que l'on évite avec ſoin tout » ce qui peut cauſer des cru» dités. L'intempérance en tue » plus que l'épée. Pluſieurs, » dit la Sainte Ecriture, » abrégent leurs jours par » leur intempérance : au lieu » que par l'abſtinence ils les » prolongeroient. N'ayez d'a» vidité, dit-elle un peu aupa» ravant, en aucun repas, ni ne » vous abandonnez à aucune » ſorte d'aliment. » L'excès des viandes ne fait qu'affoiblir la nature, & cauſer des crudités qui ſont des ſources de maladies. On nomme crudité ce qui n'a pu ſe digérer parfaitement. Lorſque l'eſtomac ne cuit qu'à demi les alimens, ou parce qu'ils ſont indigeſtes, ou à cauſe de leur trop grande variété dans un même repas; ou faute d'un tems ſuffiſant pour une digeſtion parfaite; le chyle qui ſe forme des parties les plus ſucculentes des alimens, eſt rempli de crudités qui cauſent quantité de maux. Elles rempliſſent les entrailles & le cerveau de pituite & de bile : elles cauſent beaucoup d'obſtructions juſques dans les plus petits vaiſſeaux : elles gâtent le tempérament, & rempliſſent enfin tout le corps d'humeurs corrompues, d'où naiſſent de très-fâcheuſes maladies.

Tant que le chyle eſt encore trop cru dans l'eſtomac, & c'eſt ce qu'Ariſtote appelle corruption, & non pas digeſtion, il n'eſt pas poſſible que le ſang puiſſe purifier parfaitement dans le foie ; la ſeconde digeſtion ne peut rectifier la premiere : &, loin que d'un mauvais ſang il puiſſe ſe faire une bonne nourriture, il faut néceſſairement' que le tempérament ſe reſſente d'une telle corruption, & qu'on en devienne ſujet à quelques maladies. Cette crudité de chyle eſt encore cauſe que les vaiſſeaux repandus par tout le corps, ſe rempliſſent d'un ſang impur, & mêlé de quantité de mauvaiſes humeurs, qui ſe corrompent de plus en plus, s'enflamment à la premiere occaſion de fatigue, de chaleur, &c. & cauſent de très-dangereuſes fiévres, dont une infinité de perſonnes meurent à la fleur même de leur âge. Un bon régime préſerve de tous ces inconvéniens. Tant que l'on ne prend de nourriture qu'autant que l'on peut aiſément en faire la digeſtion, on n'a point de crudités à craindre, il ſe fait un chyle convenable à la nature : de cette ſorte de chyle il ſe fait un ſang pur : & c'eſt le bon ſang qui fait le bon tempérament ; les humeurs en ſont moins ſujettes à ſe corrompre dans les vaiſſeaux. Il ne ſe trouve dans les entrailles, ni obſtructions, ni ſuperfluités, qui le plus ſouvent cauſent des maux de tête & d'eſtomac, & même des reſſentimens de goutte. Ce régime nous maintient dans un bon tempérament, & dans une ſanté parfaite.

faite. L'un & l'autre dépendent d'une juste proportion, & d'un parfait équilibre d'humeurs, & dans une telle disposition qu'il n'y ait dans nulles parties du corps qui est tout poreux, aucunes obstructions capables d'empêcher les esprits & le sang d'y avoir un cours entiérement libre. Non-seulement la sobriété empêche les crudités, & tout ce qui en est une suite, elle consume encore les humeurs superflues, & même bien plus sûrement que les excès du corps. Virinque, Docteur en médecine, le fait voir sçavamment. Le travail exerce toujours quelque partie du corps plus que les autres : c'est ce qui souvent trouble les humeurs, échauffe considérablement, & cause des fiévres,

Liv. 5. de la Diette, ch. 3. 4. & 5.

des pleuréſies, des fluxions très-douloureuſes. L'abſtinence fait ſon effet juſques dans les parties les plus intimes, juſques dans les moindres jointures, & ne fait d'évacuations que d'une manière auſſi douce qu'uniforme. Elle ſubtiliſe en très-peu de tems les humeurs les plus groſſières : elle dégage les pores : elle conſume les ſuperfluités : elle ouvre les conduits des eſprits, elle rend ces eſprits plus purs, ſans même troubler les humeurs, ſans cauſer de fluxions fâcheuſes; ſans échauffer le corps, ſans mettre en danger de maladies : & l'eſprit même n'en eſt que plus libre dans ſes opérations. On ne peut néanmoins diſconvenir que les exercices du corps qui ne paſſent point de juſtes bornes, & qui ſe font à propos, ne ſoient utiles & même néceſſaires. Mais la plûpart de ceux qui vivent ſobrement, & qui ne s'appliquent qu'aux choſes de l'eſprit, n'ont pas beſoin d'exercices de longue haleine, & qui d'ailleurs conſumeroient trop de tems : ils peuvent ſe contenter d'un quart-d'heure ou de demi-heure d'une ſorte d'exercice, qu'on peut prendre avant le repas, ſans ſortir de ſa chambre, & qui eſt en uſage chez les perſonnes les plus graves, même chez quantité de Cardinaux, & qui n'a rien d'indigne d'eux. Il ſe fait de deux manières, l'une à prendre dans chaque main des poids d'une livre, ou d'une livre & demie chacun, & de ſe ſecouer les bras de toutes ſortes de ſens, comme ſi l'on combattoit en l'air. L'autre manière conſiſte à prendre des deux mains un grand bâton, où il y ait à chaque bout une livre, ou une livre & demie de plomb, &, laiſſant entre les deux mains un intervalle de quatre pieds, ſe ſecouer les bras, comme on vient de le dire, ou ſeulement autour de ſoi. Rien n'exerce mieux les muſcles de la poitrine & des épaules, & ne diſſipe mieux les humeurs qui embarraſſent les jointures. * On peut voir ce que dit Mercurial de ces deux ſortes d'exercices & de quelques autres.

Traité des exercices du corps.

* Rien n'eſt donc plus propre à délaſſer. La laſſitude ne vient que d'humeurs qui embarraſſent les jointures & les muſcles, & qui les empêchent de ſe mouvoir dans une entière liberté.

CHAPITRE VI.

Suite des avantages de la vie ſobre par rapport au corps.

LA vie ſobre préſerve des maladies qui viennent de crudité & de corruption, & précautionne même contre leurs cauſes extérieures. Ceux dont le corps eſt pur & les humeurs tempérées, ne ſont pas ſi ſujets à ſe trouver incommodés de chaleur, de froid, de fatigue, ni de rien de ſemblable, que ceux qui ſont chargés de mauvaiſes humeurs : & s'ils en reſſentent quelque incommodité, ils en ſont plus aiſément & bien plutôt guéris. Il en eſt de même quand on ſe fait quelque contuſion, ou qu'on ſe demet, ou que l'on ſe rompt quelque os. Il ne ſe jette point d'humeurs ſur la même partie offenſée, ou il ne s'y en jette que très-peu : & rien n'eſt plus capable d'en empêcher la guériſon, & de cauſer même de vives douleurs, & de grandes inflammations, que lors qu'il s'y fait quelque dépôt.

Art. 11. de ſon Traité. Notre Auteur le prouve bien clairement par ſa propre expérience. La vie ſobre préſerve de la peſte. Tant que le corps eſt pur, on réſiſte plus aiſément à un tel venin. C'eſt cette frugalité qui préſerva

Laerce, Vie des Philoſ. liv. 2. Socrate de la peſte, dont Athénes fut ſouvent ravagée.

La vie ſobre guérit tous les maux qui peuvent ſe guérir,

& adoucit les autres. On éprouve même tous les jours que l'esprit n'en est que plus en état d'agir. Les ulceres du poumon, les scquirres * du foie ou de la rate, la pierre qui se trouve quelquefois dans les reins ou dans d'autres parties ; l'intempérie d'entrailles, quelque invétérée qu'elle puisse être, & l'eût-on de naissance ; les descentes, les autres accidens de cette nature, n'empêchent point de vivre long-tems, d'être toujours dans une parfaite sérénité d'esprit, & en état de s'appliquer à des choses qui n'ont point de rapport aux sens. Rien n'est plus capable d'irriter ces maux, & de faire mourir en peu detems que l'intempérance.

* Ou corps étrangers.

Mais les incommodités sont très-rares & très-aisées à supporter dans le cours d'une vie de régime.

CHAPITRE VII.

Que la sobriété fait vivre long-tems : & qu'elle rend l'esprit & le corps plus libres dans leurs opérations.

QUAND on a vécu sobrement, on meurt presque sans peine, & de pure défaillance de nature. Les anciens peres qui vivoient, les uns dans les Déserts, les autres dans des Monastères, ont vécu très-long-tems, quoi qu'il vécussent très-durement. Leur extrême sobriété leur faisoit même

même trouver des délices dans une vie qui d'ailleurs n'étoit rien moins que délicieuse. S. Paul, premier Hermite, saint Antoine, S. Paphnuce, Hilarion, S. Jacques l'Hermite, originaire de Perse, S. Macaire, S. Arséne, Précepteur de l'Empereur Arcade, saint Simeon Stylite, dont l'abstinence & les travaux paroissent si fort au-dessus de la nature humaine, S. Romuald, Italien*, S. Udalric, Evêque de Padoue, S. François de Paul, saint Martin, Archevêque de Tours, S. Epiphane, S. Augustin, saint Remy**, le vénérable

* Fondateur des Camaldules.

** Archevêque de Reims. De tels exemples sont d'autant plus admirables, que la vie en elle-même la plus laborieuse & la plus pénible, est celle d'un Evêque qui connoît ses devoirs, & qui sçait les remplir.

Béde ; & un grand nombre d'autres, même de notre siécle, & de l'un & l'autre sexe, dont il seroit trop long de rapporter les noms, ont vécu la plûpart de la maniere du monde la plus austere, & ils n'ont pas laissé de vivre, les uns au moins soixante-dix ans, d'autres quatre-vingt, d'autre cent, quelques autres même jusqu'à cent-vingt.

On ne sçauroit dire que ce n'ait point été par la force de la nature, mais par un don surnaturel, que ces sortes de personnes sont parvenues à un si grand âge ; on en a vu trop d'exemples, à la réserve de ceux qui sont morts d'accident. Il y a bien de l'apparence que S. Jean l'Evangéliste, le seul des Apôtres qui ne soit point mort de mort violente, a du moins vécu cent ans. S. Simeon en avoit cent-vingt quand il souffrit le martyre. S. Denis l'Aréopagite en avoit plus de cent ; S. Jacques le jeune en vécut quatre-vingt-seize, quoique dans de continuels jeûnes & dans une assidue priere. La longue vie n'est pas un don qui ne soit réservé qu'aux Saints. Les Brachmanes même chez les Indiens, ceux des Turcs qui font profession de suivre exactement les superstitions de Mahomet, & qui menent une vie très-abstinente & très-austere, ne doivent leur grand âge qu'à leur grande frugalité. « Les Esséniens, dit Josephe, vivoient » très-long-tems ; plusieurs » d'entre-eux parvenoient à

Guerre des Juifs, l. 2. ch. 2.

» l'âge de cent ans par la sim-
» plicité, & le bon régime de
» leur vie : Ils ne vivoient que
» de pain & de bouillie. » Démocrite & Hypocrate vécurent cent cinq ans, Platon plus de quatre-vingt.

Eccl. 37 Enfin, quand l'Ecriture dit, que l'abstinent vivra long-tems, elle parle en général de quiconque garde l'abstinence, & non pas des saints seulement. J'avoue néanmoins que les impies, principalement les homicides & les blasphémateurs ne vivent pas long-tems pour la plûpart, quelque tempérés d'ailleurs qu'ils puissent être dans leur maniere de vivre. La justice de Dieu ne manque jamais de les poursuivre. Au moins ne meurent-ils point de corruption d'humeurs, mais d'une mort violente. Pour revenir aux intempérans, il eſt certain qu'ils ne ſçauroient vivre long-tems. Rien n'épuiſe tant les eſprits & n'eſt plus capable d'affoiblir & de détruire la nature.

Mais, dira-t-on, l'intempérance de quelques-uns ne les empêche pas de parvenir à l'âge le plus avancé. Ces exemples ſont rares, & d'ordinaire ces ſortes de perſonnes ne ſont pas d'un tempérament bien robuſte. La plûpart de ceux qui mangent beaucoup meurent avant le tems; & ſi ceux qui vivent ſans regle vivoient plus ſobrement, leur vie en ſeroit ſans doute & plus longue & plus ſaine, & ils ſeroient plus en état de faire uſage de ce qu'ils peuvent avoir,

& d'eſprit & d'érudition. Il n'eſt pas poſſible que ceux qui ne vivent pas frugalement ne ſe rempliſſent de mauvaiſes humeurs, qu'ils ne ſoient ſouvent attaqués de maladies, & que, ſans faire tort à leur ſanté, ils puiſſent s'appliquer long-tems à des choſes qui demandent quelque contention d'eſprit. Toute la force de la nature & des eſprits doit être occupée à la coction des alimens : & ſi l'on détourne avec violence ce que ces eſprits ont de vigueur, cette coction ne ſe fera que très-imparfaitement, ou ce ſera la ſource de beaucoup de crudités ; la tête ſe remplit de vapeurs qui offuſqueront l'eſprit, & cauſeront même de la douleur, ſi l'on s'applique trop fortement. Ces ſortes de personnes ont souvent besoin d'exercices corporels, ou de remedes capables de dégager le corps : & quelque long-tems qu'ils vivent, c'est toujours peu, du moins par rapport à l'esprit & à ses fonctions. La plûpart de leur vie est employée à des besoins corporels. C'est la chair qui devroit être l'esclave de l'esprit ; c'est au contraire leur esprit qui est l'esclave de leur chair. Une telle vie convient-elle à un homme, principalement à un Chrétien, qui dans l'usage des choses sensibles ne doit avoir que des objets tout spirituels, & mortifier continuellement ses sens & ses passions ?

Si ceux qui sont d'une complexion délicate vivent de régime, ils sont bien plus sûrs de vivre long-tems & en ſanté, que ceux qui ſont les plus robuſtes, & qui vivent dans l'intempérance. Ceux-là n'ont point de mauvaiſes humeurs, ou du moins en telle abondance qu'elles puiſſent cauſer des maladies : ceux-ci ſe rempliſſent néceſſairement, dans le cours de quelques années, de quantité d'humeurs, qui ſe corrompent de plus en plus, & qui deviennent des occaſions de maladies fâcheuſes, & ſouvent mortelles. Ariſtote marque dans ſes problémes qu'un certain Philoſophe nommé Hérodique, quoiqu'il fût d'un tempérament très-foible, & qu'il fût même étique, avoit vécu cent ans, par le moyen d'un bon régime. Platon en fait auſſi mention. Galien rapporte qu'il y avoit de son tems un certain Philosophe, qui avoit fait un livre où il prétendoit enseigner l'art de vivre sans vieillir, jusqu'à l'âge le plus avancé. Galien prouve clairement que cette prétention est vaine & chimérique. Ce Philosophe fait voir par sa propre expérience que cet art lui avoit au moins servi à prolonger sa vie. A l'âge de quatre-vingt ans où il étoit si épuisé qu'il n'avoit plus que la peau & les os, il trouva le moyen par cet art qui consistoit uniquement dans un régime particulier, de vivre encore long-tems : & il ne mourut que d'éthisie & de langueur. « Galien rapporte » encore que ceux qui ne sont » point naturellement d'une

» complexion délicate peuvent » par le secours de ce même » art parvenir à l'âge le plus » avancé dans une entiere li- » berté de leurs sens, & même » exemtps de toute maladie & » de toute douleur. Quoique » je sois, ajoute-t-il, naturelle- » ment mal-sain, & que ma » profession ne m'ait pas per- » mis de vivre toujours d'un » régime uniforme, depuis l'âge » de vingt-huit ans que j'ai mis » cet art en usage, je n'ai eu » aucune maladie, ou tout au » plus que quelque fiévre é- » phémere * qui ne venoit que » de fatigue. »

Ceux qui vivent de régime, non-seulement parviennent à l'âge le plus avancé exempts de maladies & de douleurs, mais

* C'est-à-dire, d'un jour.

ils n'en reſſentent pas même à la mort ; ils ne meurent que par une ſimple diſſolution, ou de pur épuiſement d'humide radical, comme une lampe qui ne s'éteint que faute d'huile. Une lampe s'éteint ou d'un ſouffle ou avec de l'eau, ou manque d'aliment : la vie de l'homme eſt comme une lampe qui peut s'éteindre ou par une violence étrangere, ou par une abondance de mauvaiſes humeurs, ou par un pur épuiſement de l'humide radical. La chaleur naturelle même n'eſt que trop capable de s'épuiſer par ſucceſſion de tems ; & c'eſt ce qui ſe fait par l'inſenſible tranſpiration, à peu près comme de l'eau ou de l'huile par le moyen du feu. Dans la premiere & ſeconde maniere, il ſe fait une grande révolution dans la nature. Il n'eſt donc pas poſſible que, pour peu que cela dure, on n'en reſſente de grandes douleurs; comment le tempérament pourroit-il réſiſter à des effets qui lui ſont ſi contraires? C'eſt donc alors avec violence que l'ame ſe dégage des liens du corps. Mais de la troiſieme maniere, on ne reſſent aucunes douleurs, ou l'on n'en reſſent que de très-légeres. Le tempérament ſe détruit lui-même d'une maniere inſenſible. L'humide radical, & la chaleur naturelle, les deux premiers principes de la vie, ſe conſument peu à peu. A meſure que diminue cet humide radical, la chaleur diminue auſſi, & dès que l'un eſt conſumé, l'autre s'éteint comme une lampe. C'eſt de cette maniere que meurent preſque tous ceux qui vivent de régime, à moins que ce ne ſoit de mort violente. Ils ſe préſervent, par la diéte, de tout ce qui pourroit détruire avec violence leur humide radical, ou étouffer leur chaleur naturelle. Rien ne les empêche donc de vivre, juſqu'à ce que ces deux premiers principes de la vie ſoient conſumés. L'homme mourroit de la même maniere, ſi Dieu ceſſoit de conſerver l'un avec l'autre.

Le cinquieme avantage de la vie ſobre, eſt de rendre le corps léger, agile, libre dans toutes ſes fonctions, & dans tous ſes mouvemens. La peſanteur, l'accablement, la lenteur dans les opérations naturelles ne viennent que d'humeurs qui s'emparent des jointures, & les abreuvent par excès. On les évite par le moyen de la diéte ; il se fait une bonne digestion, il s'en forme un sang pur, & par conséquent des esprits aussi purs que ce sang, & qui donnent au corps tout ce qu'il peut avoir de vigueur & d'agilité.

CHAPITRE VIII.

Que la vie sobre donne de la vigueur aux sens.

NOUS avons rapporté cinq sortes d'avantages de la sobriété par rapport au corps : voyons présentement ceux qui ſe rapportent à l'eſprit. Ils peuvent de même ſe réduire à cinq ſortes.

La vie ſobre donne de la vigueur à l'eſprit, dès qu'elle en donne aux ſens extérieurs. La vûe s'affoiblit avec l'âge. Des humeurs ſuperflues & des vapeurs s'emparent des nerfs optiques, & ne permettent pas aux eſprits d'y avoir un cours entiérement libre. La vie ſobre prévient un tel inconvénient ; on y remédie beaucoup par l'abſtinence des choſes trop graſſes, de vins trop forts & trop fumeux, de cidre trop épais, * ou de boiſſons compoſées d'herbes aromatiques.

* Il ne s'enſuit pas que le cidre ſoit plus ſain quand il eſt fait avec plus d'eau que ce qu'il en faut pour le faire ; l'expérience

La ſurdité ne vient non plus que d'une abondance de mauvaiſes humeurs. On y peut remédier par le moyen de certains remédes, à moins que le mal ne ſoit invétéré & trop enraciné ; mais la vie ſobre en eſt le préſervatif.

Le goût ne ſe gâte que lorſque ſon organe eſt abreuvé d'humeurs, ou bilieuſes ou acides, ou ſalées, & qui font que tout ce qu'on prend paroît ou amer, ou acide, ou ſalé.

La diéte fait trouver plus de goût & même plus de plaiſir aux alimens communs & au pain ſec, que les intempérans n'en trouvent aux mets

prouve le contraire. Cette épaiſſeur dépend de la qualité du fruit. D'ailleurs ſi on le trouve trop fort, on y peut mettre de l'eau, mais ſeulement quand on en veut boire.

les

les plus délicats, & les mieux aſſaiſonnés. Dès que l'on s'eſt purgé de ces mauvaiſes humeurs qui gâtoient l'eſtomac & qui cauſoient du dégoût, l'appétit revient, & fait que l'on trouve dans les alimens, le vrai goût & le vrai plaiſir que l'on doit y trouver. C'eſt par le même moyen que l'on conſerve les autres ſens.

Ce n'eſt pas qu'un grand âge ne ſoit tout ſeul que trop capable d'affoiblir la vigueur des ſens, principalement de la vûe & de l'ouie; il s'en faut peu même qu'il ne les détruiſe entiérement. La bonne conſtitution des organes, auſſi bien que des autres parties, ſe détruit peu à peu, à meſure que l'humide radical & la chaleur naturelle ſe conſument. Les ſenſations ne ſont plus ſi vives, les conduits & les pores ſont remplis d'une pituite froide, qui eſt un fort grand obſtacle aux opérations de l'ame. Un grand âge rend ſujet à quantité de crudités. La vieilleſſe n'eſt que froideur & ſécchereſſe de tempérament, cauſées par l'épuiſement de l'humide radical & de la chaleur naturelle, & néceſſairement ſuivies d'une abondance de pituite froide répandue par tout le corps.

CHAPITRE IX.

Que la vie ſobre adoucit les paſſions.

LE ſecond avantage de la vie ſobre, par rapport à l'ame, eſt de réprimer & d'affoiblir ſes inclinations ou ſes paſſions. Cela ſeul ne rendroit-il pas cette maniere de vie eſtimable ? Eſt-il rien de plus honteux que d'être l'eſclave & le jouet de ſa colere, de ſon intempérance, de toutes les ſaillies, de tous les emportemens de ſon imagination ? que de ſe répandre d'une impétuoſité aveugle dans une infâme crapule, & dans d'autres excès encore bien plus infâmes? Eſt il rien de plus indigne que des excès ſi contraires à la vertu, ſi nuiſibles à la ſanté, & même ſi incompatibles avec l'honneur du monde? La vie ſobre remédie aiſément à ces maux. Elle ôte une partie des humeurs qui les cauſent, & elle corrige l'autre. Les Médecins, les Philoſophes, & l'expérience nous apprennent que les humeurs ſont en partie la cauſe de telles paſſions.

Ceux qui ſont trop chargés ou de bile ou d'humeurs bilieuſes, ſont ordinairement emportés, & impétueux: ceux qui le ſont d'humeurs mélancoliques ſont à la premiere occaſion accablés de triſteſſe, ou ſaiſis de crainte. Si ces humeurs s'enflamment dans le cerveau, elles cauſent la phrénéſie & la folie. S'il s'attache quelque humeur acide aux membranes de l'eſtomac, elle cauſe une faim continuelle, & fait que l'on dévore plutôt que l'on ne mange. Si le ſang eſt trop abondant, ou trop bouillant, on en reſſent, d'une maniere plus vive, les pointes de la concupiſcence, principalement à l'occaſion des objets qui ne ſont que trop capables de l'irriter. La raiſon en eſt que l'eſprit eſt ſouvent la dupe de l'imagination : & les images qu'elle ſe forme ſont preſque toujours conformes à la diſpoſition du corps & aux humeurs qui y dominent. Les ſonges des bilieux ſont de feux, d'incendies, de guerres, de meurtres : ceux des mélancoliques, de ténébres, d'enterremens, de ſépulchres, de ſpectres, de fuites, de foſſes, de toutes choſes triſtes : ceux des pituiteux, de lacs, de fleuves, d'inondations, de naufrages : ceux des ſanguins, de vols d'oiſeaux, de courſes, de feſtins, de concerts, de choſes même que l'on n'oſe nommer. Les ſonges ne ſont que des impreſſions de l'imagination, quand les autres ſens ſont aſſoupis. L'imagination repréſente d'ordinaire, même pendant que l'on veille, des images qui ont rapport aux humeurs qui dominent, principalement à l'occaſion du premier objet qui ſe préſente, avant que la raiſon régle l'impreſſion qu'il eſt capable de faire ſur l'ame. C'eſt donc l'excès de ces humeurs qui cauſe tant de déſordres. Comme la bile eſt une humeur très-âcre & très-contraire à la nature, elle repréſente à l'imagination, comme quelque choſe de préjudiciable, quoique ce ſoit qui puiſſe déplaire dans les diſcours ou dans les actions des autres. Et comme cette humeur eſt ardente & impétueuſe, l'impreſſion qu'elle fait eſt vive & forte : on veut repouſſer promptement ce qui fait de la peine, & s'en venger au plutôt. L'humeur mélancolique eſt peſante, froide, ſéche, aſſoupiſſante, acide, noire, de nature à reſſerrer le cœur : elle eſt cauſe que l'on ſe forme de tout des idées fâcheuſes, triſtes, ſombres ; & comme elle eſt froide, peſante, d'une nature contraire à la bile, elle n'inſpire que la crainte, la fuite, la lenteur. La pituite eſt humide & froide : c'eſt ce qui rend l'imagination tardive, languiſſante, ſans vigueur, ſans vivacité, ſans gaieté. La bile rend donc un homme téméraire, audacieux, de mauvaiſe humeur, ſujet à ſe fâcher de tout, querelleur, impétueux, toujours prêt à jurer, à faire des imprécations, à crier, à tempêter. C'eſt l'origine de tant de querelles, de batteries, de meurtres parmi les hommes. Ceux même de ces déſordres que l'on attribue à l'ivreſſe ne viennent d'ordinaire que d'une bile dont le vin ne fait qu'augmenter & enflammer la fureur. La mélancolie rend les hommes triſtes, puſillanimes, craintifs, ennemis

mis de la société, rêveurs, sujets même au désespoir. Et comme la bile tant soit peu échauffée empêche l'esprit de juger sainement, la mélancolie envoye presque toujours des vapeurs noires au cœur & à la tête. La pituite rend les hommes lents, languissans, assoupis, craintifs, sujets à l'oubli; enfin peu propres aux grandes choses. Quoi que cette humeur ne soit pas un aussi grand obstacle aux fonctions corporelles que la bile & la mélancolie, c'en est un des plus grands aux fonctions de l'ame. La froideur de cette humeur affoiblit la vigueur des esprits, en humectant par excès le cerveau & les conduits de ces mêmes esprits.

La vie sobre remédie à la

plûpart de ces maux ; elle diminue peu-à-peu les mauvaises humeurs. Ce n'est pas que la nature, principalement aidée de certains remedes, ne puisse beaucoup y contribuer ; mais enfin le tempérament du corps ne se rétablit que lorsque le sang est pur & tempéré. La vie sobre rend les hommes affables, doux, complaisans, de belle humeur, de bon commerce, modérés en toutes choses. Un suc naturellement doux rend les inclinations & les humeurs aussi douces : & un mauvais suc, tel que la bile & la mélancolie, principalement si elle est trop abondante, rend les mœurs & les inclinations insupportables. Et ce qui mérite d'être remarqué, c'est que si les mauvaises humeurs irritent les passions, & même les font naître, les passions à leur tour par une certaine convenance enflamment & fortifient ces mauvaises humeurs, qui enflammées & fortifiées augmentent encore de nouveau, & fortifient ces mêmes passions. C'est ce qui paroît dans ceux en qui la bile domine. Dès que la moindre chose qui les choque se présente à leur imagination remplie de vapeurs bilieuses, ils s'emportent. Ce tempérament irrite les esprits & la bile : cette bile irritée représente à leur imagination d'une maniere plus vive & plus forte l'injure qu'ils croyent avoir reçue : elle leur paroît alors bien plus grande qu'auparavant, & par-là cet emportement même s'augmente & se fortifie. Aussi passe-t-on quelquefois de la colere à la fureur, pour peu que l'on s'entretienne de l'idée de cette injure. Il ne faudroit donc point faire d'attention aux injures qu'on a reçues. * Ce seroit un bien pour le corps aussi bien que pour l'ame. L'humeur mélancolique ne seroit toute seule que trop capable de faire imaginer des choses tristes : or la tristesse resserre le cœur, souvent même elle pousse au désespoir, & à de terribles extrémités.

* Cette maxime est d'un usage tout des plus étendus dans le commerce de la vie. Elle est fondée sur ce que les hommes n'agissent proprement que par rapport à l'intention. Ils ne sont que comme les instrumens dont Dieu se sert par rapport à l'extérieur de l'action. C'est donc se révolter contre Dieu même que de se révolter contre les hommes.

CHAPITRE X.

Que la vie ſobre conſerve la mémoire.

LE troiſieme avantage de la vie ſobre par rapport à l'ame, eſt de conſerver la mémoire. L'humeur froide qui s'empare du cerveau, ſur-tout lorſque l'on vit d'une vie intempérante, ou que l'on eſt avancé en âge, fait d'ordinaire beaucoup de tort à la mémoire. Cette humeur cauſe des obſtructions dans les conduits les plus ſerrés des eſprits; elle aſſoupit ces eſprits eux-mêmes. Les idées en ſont plus lentes, plus languiſſantes, plus ſujettes à s'évanouir. Souvent au milieu du difcours elles s'évanouiffent tellement, que l'on ne fait plus ce que l'on vient de dire, ou de quoi l'on vient de parler : on demande à la compagnie fur quoi l'on en étoit. C'eft ce qui peut arriver de trois manieres : Premierement, lorfqu'une humeur pituiteufe intercepte tout-à-coup ce qu'elle trouve en fon chemin d'efprits dont l'imagination fe fert pour toutes fes opérations : cette interception fait ceffer l'idee de la chofe conçue, & par conféquent en fait ceffer le fouvenir. Secondement, lorfque les idées ont été languiffantes, & que l'on n'y a point réfléchi : or l'idée de quoi que ce foit, qui n'eft point fuivie de réflexion, ne peut laiffer de veftige capable d'en conſerver le ſouvenir. Troiſiemement, le défaut de mémoire peut venir de la part des eſprits. Quoique le veſtige ſoit en quelque maniere ſuffiſant, il arrive ſouvent que parce que les eſprits ſont ou épuiſés, ou impurs, ou aſſoupis, ou trop vifs, nous ne pouvons nous ſervir ſuffiſamment de ce veſtige pour rappeller nos idées. Il arrive même quelquefois que l'on perd entierement la mémoire, lorſqu'une trop grande quantité de pituite froide cauſe des obſtructions dans les conduits du cerveau les plus étroits, en aſſoupit les eſprits, humecte & réfroidit par excès toute la ſubſtance du cerveau.

On peut aiſément ſe préſerver ou ſe guérir de tous ces

maux par un genre de vie sobre & convenable ; mais il faut sur-tout s'abstenir de toute boisson trop forte & trop fumeuse, ou n'en prendre que très-peu. Quoique le vin soit naturellement chaud, cependant si l'on en boit souvent avec excès, il engendre des maladies froides, des fluxions, des toux, des rhumes, l'apoplexie, la paralysie. La tête se remplit de vapeurs, ces vapeurs s'y condensent en une pituite froide qui cause tous ces maux. Il faut s'abstenir même de tout aliment trop humide, & vivre le plus qu'il se peut de choses séches de leur nature,* tant pour prévenir, ou dissiper les humeurs superflues,

* Ceci ne regarde que ceux qui sont d'un tempérament trop humide.

& les obſtructions qui en naiſſent, que pour dégager les conduits des eſprits, & rendre ces eſprits plus ſubtils & plus propres aux opérations de l'ame. Le cerveau reprend par-là ſon tempérament naturel, & en devient plus propre lui-même aux opérations de la mémoire & de l'imagination.

CHAPITRE XI.

Que la Sobriété donne de la vigueur à l'eſprit.

LE quatrieme avantage de la vie ſobre, eſt de donner de la vigueur à l'eſprit pour ſes opérations naturelles ou ſurnaturelles. Ceux qui vivent dans l'abſtinence ſont vigilans, circonſpects, prévoyans, de bon conſeil, d'un jugement droit. S'agit-il de ſciences, même les plus abſtraites? ils n'ont pas de peine à y exceller : s'agit-il de priere, de méditation, de contemplation? ils s'en acquittent avec beaucoup de facilité, de plaiſir, & de goût ſpirituel. Quelque abſtinens que fuſſent les anciens Peres, ils n'en étoient pas moins dans une continuelle vigueur d'eſprit : ils n'en paſſoient pas moins les nuits entieres dans la priere, dans la méditation des choſes divines ; & leur ame y trouvoit une ſi grande conſolation, que ce leur étoit comme l'avant-goût des céleſtes délices. Ils ne s'appercevoient point de la durée du tems. C'eſt principalement par la frugalité de leur vie qu'ils sont parvenus à une si parfaite santé, qui les rendoit les amis de Dieu. * Quelques-uns même avoient le don de prophétie: quelques autres celui de faire des miracles , & ils faisoient tous dès cette vie l'admiration de tout l'Univers.

Comme ils tenoient sans cesse leur ame élevée vers les choses d'en haut, & qu'ils ne perdoient jamais Dieu de vue, ils mériterent que Dieu s'abaissât vers eux **, pour les éclairer d'une maniere si admirable.

* Si Dieu aime les Saints, même dans le tems, parce qu'ils sont Saints, ils ne sont Saints que parce que Dieu les aimoit de toute éternité.

** Mais il faut toujours que Dieu commence à s'abaisser vers nous, avant que nous puissions nous élever vers lui.

Auſſi Dieu nous dit-il, Approchez-vous de moi, vous ſerez éclairés. Dieu leur faiſoit encore part de ſes ſecrets, & du don de faire des miracles; afin que les hommes compriſſent par-là combien une telle vie lui eſt agréable, & qu'ils fuſſent animés à ſuivre un tel exemple.

La vie ſobre eſt la plus ſûre voie pour parvenir au comble de la ſageſſe, & des vertus chrétiennes. On ne peut même, ſans le ſecours de la ſobriété, faire de grands progrès dans les ſciences, ni à plus forte raiſon des découvertes, dont on puiſſe faire part aux autres. La tempérance eſt donc avantageuſe, & par rapport aux choſes humaines, & par rapport aux choſes divines. La ſobriété, dit Caſſien, eſt comme la baſe & le fondement de toutes ces choſes. Tous les Saints qui ont voulu bâtir la tour ſublime de la perfection évangélique, ont commencé par cette vertu, comme par ce qui en eſt le fondement.

De la gourm. l. 5. c. 14. & 17

C'eſt ce qui ne laiſſe pas d'être vrai, quoique la foi ſoit le fondement de toutes les autres vertus, & par conſéquent de tout édifice ſpirituel. La foi eſt bien le fondement intérieur, & le premier ſur quoi toutes les autres vertus ſont immédiatement appuyées ; mais l'abſtinence eſt le fondement extérieur, & qui ſert à ſeconder l'autre. Elle éloigne les obſtacles à l'uſage de la foi, & aux opérations de l'entendement : & comme l'abſtinence écarte ce qui les rend difficiles, désagréables, pénibles, elle leur donne lieu en même-tems d'être nettes, faciles, agréables. Tout progrès ſpirituel dépend premierement de l'uſage de l'eſprit, & de la foi qui y réſide. Nous ne pouvons ni aimer quelque bien que ce ſoit, ni haïr quelque mal que ce puiſſe être, que l'entendement ne nous le repréſente comme digne d'amour ou de haine. Ceux qui ont reçu de Dieu le don de ne jamais perdre de vue les choſes céleſtes & divines, comme l'ont reçu les Apôtres, & pluſieurs hommes apoſtoliques, n'auront pas de peine à mépriſer toutes les choſes terreſtres, à s'élever à un ſublime degré de ſainteté & de mérites, & enfin à obtenir dans le ciel la couronne de gloire. La volonté se conforme sans peine au jugement de l'intelligence, quand l'intelligence lui propose un objet, non en passant, mais d'une maniere vive & continuelle. C'est ce qui fait voir clairement que ce qui est un obstacle aux opérations de l'esprit, ou qui les obscurcit, ou qui les rend difficiles & pénibles, est cause la plûpart du tems que l'on ne parvient à un éminent degré de perfection, ni en science, ni en piété, ni en sainteté de vie : & que ce qui rend les opérations de l'esprit aisées, libres, nettes, agréables, rend l'homme propre à s'appliquer aisément & avec plaisir aux choses spirituelles, & le rend capable d'atteindre à un dégré éminent de ſageſſe & de ſainteté.

Comme donc la ſobriété facilite les actions de l'eſprit, & les rend agréables, c'eſt avec raiſon qu'on la nomme le ſecond fondement de la ſageſſe, & de tout progrès ſpirituel. On a fait voir plus haut de quelle maniere cela ſe fait.

Quelles ſont les choſes qui empêchent la ſpéculation, ou du moins qui la rendent difficile ? Une trop grande humidité de cerveau ; une abondance de fumées & de vapeurs noires ; une obſtruction des organes dont l'eſprit même dépend dans quelques-unes de ſes opérations ; une trop grande quantité de ſang, ou de bile trop recuite, qui envoyent à la tête des vapeurs mélancoliques

coliques qui s'emparent du cerveau. La vie ſobre prévient tous ces inconvéniens : elle les ſurmonte même, & les corrige peu-à-peu, avec le ſecours de quelques remedes, s'il en eſt beſoin, ſur-tout dès le commencement, & avant que le mal ſoit invétéré. Mais ſi la pituite ou la mélancolie ſe ſont emparées du cerveau, elles conduiſent à la folie, ou du moins à la ſtupidité ; & de tels maux ſont incurables. La vie ſobre nous rend propres à la ſpéculation ; comme le ſang en eſt plus pur, les eſprits en ſont plus tempérés ; & ſi l'intempérance a rendu le cerveau trop humide, ou trop froid, ou trop ſec, ou trop chaud, la diéte le rétablit peu-à-peu dans l'état où il doit être.

Cet avantage de la vie sobre est extrêmement estimable. Qu'y a-t-il de plus à souhaiter pour un Chrétien, & principalement pour un Religieux, que d'avoir dans l'âge, même le plus avancé, un esprit sain : que d'être de bonne humeur : que de se sentir dans une entiere liberté, pour toutes ses fonctions ? Est-il rien de plus agréable, & de plus avantageux à l'ame ? Alors l'expérience d'un long âge fait connoître plus clairement que le Monde n'a rien que de vain, de vil, de méprisable. Nous avons, & plus de dégoût pour les choses de la terre, & plus de goût pour celles du Ciel. Nous ne perdons point de vue les choses à venir, qui sont à tout moment sur le point d'arriver. Pour nous y préparer dignement, tout ce que nous avons de connoissances acquises depuis l'usage de la raison nous est d'un grand secours, & nous en recueillons les agréables fruits. Après avoir calmé les passions de notre ame & leurs troubles, nous pourrons nous appliquer avec beaucoup de plaisir & de facilité à la priere, à la méditation des choses divines, à la lecture de l'Ecriture sainte, & des Peres de l'Eglise; repasser continuellement quelque chose de pieux dans notre esprit; y rappeller, selon la coutume des saints Peres, quelque Sentence émanée de la bouche de Dieu même; réciter dignement les prieres canoniques; offrir le saint Sacrifice de nos

Autels avec beaucoup de respect & de piété. On ne sauroit dire avec quelle prodigieuse facilité, quel plaisir, quelle consolation d'esprit, ceux qui sont sobres ont de coutume, nonobstant même leur grand âge, de s'acquitter de toutes ces fonctions, & de quel mérite elles sont pour le Ciel.

Tel est mon principal motif dans cet écrit. Je ne propose à ceux qui ont de la piété, & principalement aux Religieux, les avantages d'un aussi grand bien que celui de vivre longtems en santé, que comme un moyen de servir Dieu avec plus de facilité & de joye, de se rendre l'esprit plus propre à recevoir les inspirations & les lumieres divines : & pour leur donner lieu par-là de s'amasser de grands trésors de bonnes œuvres. Qu'y a-t-il de plus inutile & de plus méprisable qu'une vie plus conforme au Monde qu'à Dieu, & où l'on ne suit que la vanité, l'ambition, & le plaisir? Mais qu'y a-t-il au contraire de plus utile & de plus estimable que de vivre long-tems, lorsqu'on ne vit que pour Dieu? La vie sobre a la vertu de rendre l'esprit & le corps propres à remplir leurs devoirs à l'égard de Dieu & du Monde. Mais la piété qui consiste dans la seule envie de plaire à Dieu, doit être le principal motif de la sobriété. Le seul plaisir d'une si digne vie ne devroit-il pas suffire, pour nous y engager, en attendant celui dont le prix est infini, aussi bien que la durée.

CHAPITRE XII.

Que la vie ſobre émouſſe les pointes de la concupiſcence, & qu'elle en éteint même les feux.

LE cinquieme avantage de la vie ſobre, eſt de modérer l'impétuoſité de la concupiſcence, de ſurmonter les tentations de la chair, & de procurer un grand calme, & à l'ame & au corps. C'eſt ce qui a fait dire à un certain Auteur, « que ſans Cérès & » Bacchus, Vénus ne fait que » languir. » Tous ceux même qui ſe ſont ſignalés par leur ſainteté, ſe ſont ſervis de la tempérance comme d'un remede contre les atteintes de la concupiſcence.

Après la grace de Dieu, c'eſt le remede le plus efficace contre un tel mal. La ſobriété en ſouſtrait la matiere, la cauſe mouvante & la cauſe excitante. J'en nomme la matiere, l'abondance de celle dont les enfans ſont formés dans le ſein de leur mere : la cauſe mouvante, l'abondance des eſprits qui mettent cette matiere en mouvement ; & la cauſe excitante, les images des choſes que la pudeur ne permet pas de nommer. Ces images excitent premierement l'ardeur de la concupiſcence : elles pouſſent auſſi-tôt les eſprits à mettre en mouvement ce qui en eſt la matiere ; & cette impreſſion devient ſi vive, que ſi la volonté ne la réprime, le mal s'accomplit entierement. Le principal combat que le Chrétien ait à soutenir, surtout à la fleur de l'âge, & tant que la nature est encore dans toute sa vigueur, consiste à faire tous ses efforts pour vaincre cette concupiscence.

La sobriété en soustrait donc la matiere & la cause mouvante. S'il y a trop de cette matiere dont on vient de parler, la vie sobre en diminue peu à peu la quantité & la chaleur : elle diminue de même la chaleur & la quantité des esprits, par une abstinence d'alimens trop chauds & trop venteux, & de vin ou de cidre trop fort, jusqu'à ce qu'on en soit venu à une juste médiocrité. Et quand cette matiere & les esprits capables

pables de la mettre en mouvement, ſont tempérés ; les images dangereuſes ceſſent d'elles-mêmes de ſe préſenter : ou ſi elles ſe préſentent encore, nous les chaſſons aiſément, à moins que Dieu ne permette que le démon nous les ſuggére, afin de nous humilier. Ceux qui vivent ſobrement ſont la plûpart exempts de ces ſortes d'imaginations & de tentations, ou n'en ſont que fort rarement tourmentés. La ſobriété les empêche aiſément de naître. Elle ne permet de manger ou de boire que ce qu'il faut pour nourrir le corps. La quantité des alimens ne doit pas ſe meſurer ſur l'appétit, qui n'eſt capable que de ſéduire, mais ſur la raiſon qui ne conſidere là-deſſus que ce qui convient au corps & à l'eſprit.

Si l'appétit n'eſt capable que de ſéduire, c'eſt pour les quatre raiſons que nous en avons fait voir plus haut, & que nous pouvons réduire à deux. La premiere eſt, que c'eſt pour la conſervation de chaque animal particulier, & même de ſon eſpéce, que la nature a donné l'appétit à l'homme, & l'inſtinct aux autres animaux, pour le boire & le manger. La raiſon apprend donc à qui veut vivre chaſte & exempt des aiguillons de la concupiſcence, à ne ſuivre ſon appétit qu'autant qu'il faut pour ſoutenir le corps. Si l'on s'en tient là préciſément, il n'y aura point trop de cette matiere, dont on vient de parler, & encore moins d'aiguillons de la concupiſcence. Cette matiere eſt le ſuperflu des alimens. Dès que l'on n'en prend donc que ce qu'il en faut pour la nourriture, il n'y a plus ou preſque plus de ſuperflu. Ce qui prouve d'ailleurs que l'on n'eſt que trop ſouvent la dupe de ſon appétit, c'eſt que ſouvent on deſire bien plus qu'il ne convient au ſoutien du corps, & à ſa propagation. Ce déſir vient d'une mauvaiſe diſpoſition de l'eſtomac, comme dans la faim canine, & lorſqu'il s'eſt attaché, aux membranes de l'eſtomac, quelque humeur mélancolique, ou à cauſe des différentes manieres d'aſſaiſonner les viandes, qui continuellement réveillent le goût, & irritent l'intempérance, ſoit par leur variété, ſoit par leur différente ſaveur. Tous ceux donc qui veulent vivre d'une vie ſobre & chaſte ; tous ceux même qui ont ſoin de leur ſanté, ne peuvent éviter avec trop de ſoin une telle diverſité de viandes & d'aſſaiſonnemens. C'eſt ce qu'enſeignent tous les Médecins, comme nous l'avons dit plus haut.

On peut voir clairement par toutes ces choſes, que, pour dompter la concupiſcence, la vie ſobre a beaucoup plus de force que les mortifications du corps, les cilices, les haires, les diſciplines, le travail des mains. Ces choſes ne nous mortifient que ſuperficiellement ; ils ne vont point j'uſquà la cauſe du mal, qui eſt cachée au dedans. L'abstinence ramene le tempérament à une juste médiocrité. Ce que l'on vient de dire mérite bien que l'on y fasse quelque attention.

Nous avons traité jusqu'ici des avantages de la sobriété, & nous pourrions les prouver par tout ce que les saints Peres en ont dit ; mais pour abbréger, je ne citerai là-dessus que saint Chrysostome. « Le » jeûne, dit-il, nous rend en » quelque maniere tout spiri» tuels, comme de pures intelli» gences : il nous donne du » mépris pour les choses pré» sentes : c'est une école de » prieres. Il sert de nourritu» re à l'ame, de frein à la lan» gue & aux lévres, d'adou» cissement à la concupiscen» ce : il appaise la colere : il

» calme les fougues de la na-
» ture : il réveille la raiſon :
» il rend les idées nettes &
» vives : il rend le corps diſ-
» pos : il préſerve des illuſions
» de la nuit : il guérit les
» maux de tête : il rend la vûe
» claire & diſtincte. Ceux qui
» jeûnnent ont un air ſage &
» grave, une langue libre &
» dégagée : ls penſent juſte,
1. Homelie ſur la Gen. » &c. » Voyez encore ce que
dit ailleurs ce même Pere. On
peut lire quantité de choſes
ſemblables dans S. Baſile, S.
Ambroiſe, S. Cyprien & pluſieurs autres.

CHAPITRE XIII.

Que la vie ſobre n'a rien de fâcheux, & que l'intempérance cauſe de très-grands maux.

MAIS, dira-t-on, c'eſt quelque choſe de bien incommode qu'une telle frugalité de vie, qui oblige de reſſerrer toujours ſur ſon appétit. Ne feroit-il point plus avantageux de vivre moins, que de vivre d'une telle maniere ? Et ne pourroit-on pas appliquer à ceci ce que dit autrefois un homme qui ne vouloit pas qu'on lui coupât la jambe : » La vie, dit-il, n'eſt pas di- » gne d'être achetée au prix

» d'une ſi grande douleur. » *

Il faut convenir que d'abord il y a quelque ſorte de peine, à cauſe d'une habitude contraire, & que la capacité de l'eſtomac eſt plus grande. ** Mais cette peine diminue peu à peu, & à la fin elle ne ſubſiſte plus. Il ne faut pas paſſer tout d'un coup d'un excès à l'autre, mais retrancher chaque jour quelque choſe, juſqu'à ce que l'on en ſoit venu à une juſte meſure, comme Hipocrate l'enſeigne ſouvent. Par-là l'eſtomac ſe reſſerre peu-à-peu & ſans peine, & n'a plus cette avidité qu'il avoit auparavant. Dès que l'eſtomac eſt réduit à une juſte capaci-

* *Ah! non eſt tanto digna dolore ſalus.*

** Ou plutôt parce que le ferment de l'eſtomac eſt plus actif, & en plus grande abondance.

té, il n'y a plus rien de fâcheux dans la vie ſobre. Cette quantité, quelque juſte qu'elle paroiſſe, répond parfaitement aux forces de cette capacité nouvelle. La plûpart de ceux qui ont accoutumé de déjeûner, & qui ont de la peine à s'en paſſer au commencement du carême, s'en paſſent enſuite ſans peine. Pluſieurs même ſe trouvent ſi bien de ne point déjeûner, qu'ils voudroient ne déjeûner jamais. D'autres éprouvent la même choſe quand ils ne ſoupent pas. De même, pour peu d'uſage que l'on ait de s'abſtenir de certains alimens, ſurtout peu ſalutaires, on s'en abſtient ſans peine, quelque goût même qu'on y eut auparavant. Il eſt donc faux qu'il y ait tant de peine à rester sur son appétit. Mais quand même cela seroit, ce qui cependant n'est pas, une telle peine ne seroit-elle pas assez dignement compensée ? La tempérance chasse les maladies : elle rend le corps agile, sain, pur, exempt de toute mauvaise odeur. La vie sobre fait vivre long-tems : elle rend le sommeil doux & tranquille : elle fait trouver agréables les mets les plus communs : elle donne de la vigueut aux sens & à la mémoire, de la pénétration & de la netteté à l'esprit : elle le rend même capable de recevoir les lumieres divines : elle calme les passions : elle bannit la colere & la tristesse : elle abbat l'impétuosité de la concupiscence : elle remplit l'ame

& le corps d'une infinité de biens : elle produit même une ſage gaieté : enfin une telle vertu eſt comme l'ame de toutes les autres.

L'intempérance tout au contraire fait acheter bien cher ce plaiſir ſi court & ſi borné, qu'elle cauſe dans le boire & le manger. Elle charge l'eſtomac : elle cauſe une infinité de maux : elle rend le corps ſale, de mauvaiſe odeur, dégoûtant, plein de pituite & d'excrémens : elle enflamme la concupiſcence : elle rend l'ame eſclave des ſens : elle affoiblit les ſenſations : elle altere la mémoire : elle rend les idées obſcures : elle rend encore l'eſprit & le cœur peſans & peu propres, l'un aux ſciences, l'autre à la priere. On en a ſans doute &

moins de lumieres & moins de pieté. Quelle étrange ſorte de bien eſt-ce donc que ce qui cauſe tant de maux ? Le plaiſir du boire & du manger ne dure que quelques momens : on ne le reſſent que pendant que l'on mange, & que l'on boit, & que ce que l'on boit ou ce que l'on mange paſſe dans l'eſtomac. Qu'un tel plaiſir eſt de ſoi-même, & vil & mépriſable ! Nous l'avons de commun avec les bêtes, * & il ne flatte que quelques parties du corps, ** la langue, le palais le goſier. C'eſt cependant pour

* Avec cette différence, comme on l'a dit dans une des Notes précédentes, que ce qui eſt ſenſible en nous n'eſt que machinal dans les bêtes.

** Ou plutôt l'ame par l'entremiſe de ces organes.

un tel plaisir que l'on souffre tous les maux qui en sont une suite nécessaire. La seule crainte de se priver d'un plaisir si funeste fait toute la difficulté de vivre sobrement. S'il n'y avoit aucun plaisir à boire & à manger, il n'y auroit aucune peine à n'y point passer les bornes du simple nécessaire. Ce plaisir encore une fois, tout vil & tout borné qu'il est, est le seul prétendu bien qui se trouve dans l'intempérance. Quelle indignité n'est-ce donc point à l'homme de se rendre l'esclave d'un si misérable plaisir, & de l'acheter au prix même de sa santé !

Si les personnes sages, surtout les gens d'Eglise, & qui sont consacrés aux seules choses spirituelles & divines, examinent avec soin ce que l'on vient de dire, & qu'ils ne se contentent pas d'un examen stérile, il est impossible qu'ils ne trouvent plus de plaisir & de facilité à vivre d'une vie sobre que d'une vie intempérante. Nous rougirons de la foiblesse de notre ame de s'être rendue l'esclave de ses sens. Comment peut-elle s'assujettir à un si dur empire, & d'une maniere si servile ? comment ne pouvoir pas résister à des charmes aussi bornés que méprisables ! Qu'y a-t-il de plus honteux que d'être l'esclave de sa bouche ? Qu'y a-t-il de plus insensé que de renoncer à tous les biens de l'esprit & du corps, que nous apporte la sainte sobriété, pour un aussi petit plaiſir que celui du boire & du manger, & que de s'expoſer à toutes les incommodités & à tous les maux dont l'intempérance nous accable ! Miſérable ſort des mortels, d'être ſujets à quelque choſe de ſi vain & de ſi frivole, aux ténébres d'un tel aveuglement, & à de telles erreurs ; & que leur eſprit ſoit le jouet d'un bien qui n'eſt qu'imaginaire, non plus que ceux dont on ne jouit qu'en ſonge !

Nous nous contenterons de ce que nous venons de dire de la ſobriété comme la voie la plus ſûre & la plus aiſée pour parvenir à la ſanté du corps, & à la vigueur de l'eſprit, pour les conſerver même dans l'âge le plus avancé, & pour procurer à l'esprit & au corps des biens très-grands & très-convenables à chacun. Je prie Dieu de toutes mes forces que cet écrit leur soit salutaire. Je le finirai par ce passage de S. Paul : « Mes Freres soyez » sobres & vigilans. Le diable, » votre ennemi, tourne sans » cesse autour de vous, com- » me un lion rugissant. Il ne » cherche qu'à vous dévorer : » fortifiez-vous dans la foi, » pour pouvoir lui résister. » On a tâché de faire voir dans ce petit Traité que la vie sobre est d'un grand secours, & pour surmonter tous les vices, & pour s'élever même au comble de toutes les vertus.

FIN.

www.ingramcontent.com/pod-product-compliance
Lightning Source LLC
LaVergne TN
LVHW012000220826
846092LV00001B/216

* 9 7 8 2 3 2 9 7 9 6 1 9 2 *